VORWORT

Bei meiner Tätigkeit als Pädagoge merke ich oft, dass die Schüler uneffektiv lernen und die Freude am Lernen verlorengegangen ist. Ich glaube, es liegt u.a. daran, dass ihre Lernmethodik nicht ausgereift ist.

Es kommt bei den Schülern oft nicht zur Verarbeitung des Lernstoffs. Das Gehirn funktioniert beim Lernen in der Regel so, dass das **Neue** mit dem **Alten verknüpft** wird und so ein **Begreifen** stattfindet. Das bedeutet also, dass man beim Lernen **assoziieren** sollte. (Eselsbrücken bauen)

Das ist zwar anstrengend, aber es macht auch **Spaß**, weil man beim Lernen kreativ ist. Außerdem ist die Wahrscheinlichkeit hoch, dass der neue Begriff im **Langzeitgedächtnis** des Lernenden landet.

Vor zwei Jahren habe ich im Radio von der Lernmethode Oliver Geisselharts gehört. Ich habe sofort eine didaktische Parallele zu meiner Herangehensweise beim Lernen festgestellt. In mir ist der Wunsch gereift, ähnlich wie bei den Fremdsprachenbüchern z. B. Englisch: „Sheep das Schaf", ein **veterinärmedizinisches/medizinisches Fachwörterbuch** zu verfassen.

Mir ist klar, dass die verbale Verbilderung der Fachbegriffe aus meiner Sicht nur eine Hilfe für den Lernenden darstellt. Optimal ist es, wenn jeder seine

eigenen Bilder im Kopf zu den entsprechenden Fachwörtern entstehen lässt. Deshalb auch der Buchtitel **meinen Esel** über die Brücke führen.

Je skurriler und gefühlsbetonter die Assoziationen sind, umso besser funktioniert der Lernvorgang. Als Begründung kann man angeben, dass nicht nur die linke Gehirnhälfte aktiviert wird (logisches Denken) sondern auch die rechte Gehirnhälfte (Kreativität und Gefühl).

Der Schwerpunkt liegt in einer **verbalen Verknüpfung des Fachbegriffs mit Alltagswörtern oder Wortteilen** und nicht auf die Anwendung einer schönen, exakten literarischen Sprache.

Ich habe zu einigen Begriffsassoziationen eigene Bilder zur Auflockerung eingestreut.

Wenn ein Fragezeichen neben dem Begriff erscheint, ist mir nichts Assoziatives eingefallen, vielleicht ist ihr Gehirn kreativer als meins.

Zum **Prinzipverständnis** des Buches eine
Grunderklärung und einige **Begriffsbeispiele:**

Links steht immer der Fachbegriff (Fachterminus).Es
folgt immer zuerst die unterstrichene Assoziation. Am
Ende des Satzes steht immer die fettgedruckte
Übersetzung des Fachbegriffs.

Beispiele:

Aus Atemsystem

Alveole   Alva und Ole sind frisch verliebt und
               schweben deshalb im siebten Himmel wie
               zwei **Lungenbläschen.(Seifenblasen)**

Aus Geschlechtsorganen

Prostata   „Na denn Prost ta ta , Prost ta ta". So
               feierten die alten Herren feuchtfröhlich.
               Aber auf dem Klo kam bei einigen das
               böse Erwachen, weil die **Vorsteherdrüse**
               den Ausgang versperrte.

Aus Diagnostik und Therapie

Anamnese   „Anna hatte am Näschen in den letzten
               Tagen Ausfluss". Sagte die Mutter
               vorberichtlich dem Kinderarzt.

Aus Narkoselehre

Exzitation   Vom Ex, die alten Zitate, **regen** sie immer
               besonders **auf.**

INHALT

Inhalt

1 ZELLLEHRE

Zyten	<u>Tüten</u> sind wie **Zellen,** in die man was rein tun kann.
Nucleus	Über <u>Nuckel</u> sind Läuse in den **Kern** des Babys eingedrungen.
Mitochondrium	<u>Mit</u> <u>(n)och</u> rechtzeitigem <u>Umdrehen</u> kann man seine **Energie (Kraftwerk)** in die richtige Richtung (Lehrer) lenken.
Granula	Die <u>grande</u> Dame <u>Ulla</u> war gut durchtrainiert und hatte demzufolge ganz schöne **Körner.**
Plasma	Die <u>blasse</u> <u>Ma</u> könnte eine **Flüssigkeits**zufuhr gut gebrauchen.
Tubuli	Die Zahnpasta-<u>Tube</u> von <u>Ulli</u> war so klein, dass sie wie ein **Röhrchen** aussah.
Lysosom	?
Ribosom	?

Reticulum	<u>Rät</u>e <u>Colum</u>bus uns, mutiger zu sein, dann würden wir uns nicht im **Netzchen** unserer pessimistischen Phantasie verfangen.
Fibrille	<u>Vieh</u> mit <u>Brille</u> muss für eine gute Verdauung in seinem Leben, viele Roh**fäserchen** (Heu) fressen.

Fibrille

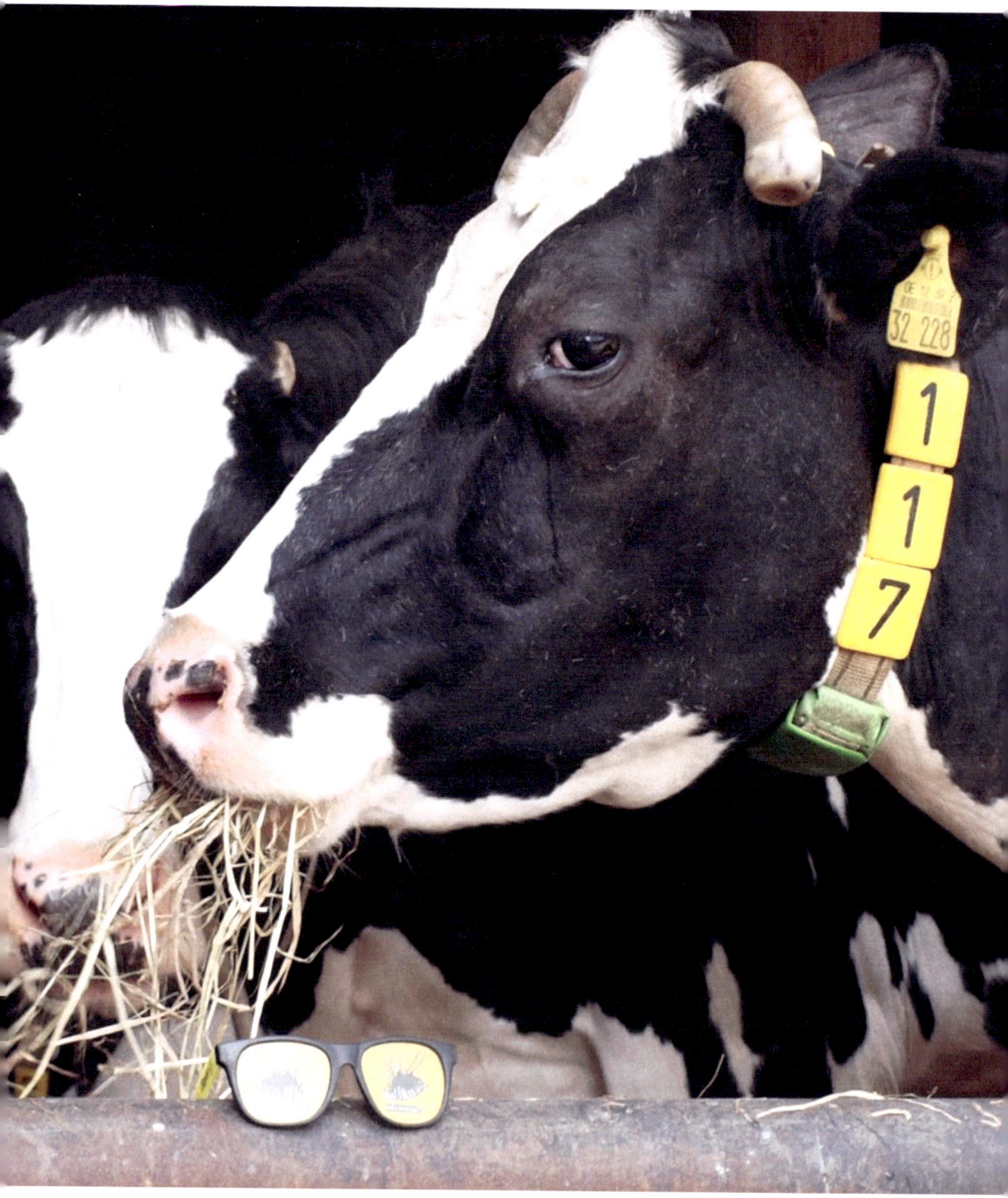

Tierarten

Equiden	"Äh was quietscht da so"; fragte der Vater bis er sah, dass es das Schaukel**pferd** des Sohnes war.
Bos	Der Boss in der **Rinder**herde war der Bulle.
Oviden	"Oh! wie den!? sollen wir als Trainer akzeptieren. Der ist viel zu brav wie ein **Schaf.** Das geht nicht."
Capriden	Die wunderschöne Insel im Mittelmeer Capri heißt wörtlich genommen **Ziegen**insel.
Caniden	„Kann I den nehmen"; sagte der Bayer zu einem **Hunde**züchter, als er sich für einen Welpen entschieden hatte.
Feliden	Das war von Frauchen eine Fehlidee aus Sicht ihrer **Katze.** Sie in Zukunft nicht mehr ins Haus zu lassen.

Suis	In Suez in Ägypten gibt es keine **Schweine,** nur einen berühmten Kanal.

2 KÖRPER

2.1 REGIONEN UND RICHTUNGSBEZEICHNUNGEN

Caput/Cranium	Der kaputte Kranführer fuhr immer im Kreis herum. Der muss was am **Kopf** haben.
Collum	Ein Collier trägt man um den **Hals** herum.
Truncus	Der Umtrunk und der Kuss von Elvira setzten Erwin mächtig zu, im gesamten **Rumpfbereich** war ihm mulmig.
Pectus	Dieser Aspekt lag uns besonders am Herzen, welches ja bekanntlich in der **Brust** ist.
Abdomen	Ab dem Dom fühlten wir uns wie im **Bauch** der Stadt. Vorher sahen wir nur hässliche Vorstädte.

Venter	Die <u>Ventile</u> hatte <u>er</u> in seiner **Bauch**tasche zur Reserve bei der Radtour verstaut.
Dorsum	Der <u>Dorsch</u> hat <u>um</u> die **Rücken**flosse herum Farbpunkte.
Cauda	„<u>Kau</u> <u>da</u> und hier, aber nicht am **Schwanz**"; maßriegelte die Hundeführerin ihren Hund.
sinister/dexter	<u>Sie</u> <u>nistete</u> lieber **links** im Baum, wo hingegen <u>er</u> die nächste <u>deckte</u> im **rechten** Baumbereich. So kann es gehen bei den Vögeln.
lateral	Die <u>Latte</u> war mit <u>Ral</u>farbe **äußerlich** grün gestrichen.
medial	<u>Med</u>izinisch id<u>eal</u> wäre bei dieser OP von außen **zur Mitte hin** zu schneiden.
median	Ein <u>Meridian</u> verläuft einmal längs um den Globus und genau **mittig** scheidet ihn der Äquator.
proximal	<u>Pro</u>minente sind <u>x-mal</u> im Fernsehen präsent, dadurch geht ihr

Bekanntheitsgrad **nach oben (zum Körper hin).**

distal	Dies Tal führt am weitesten **nach unten (körperfern).**
rostral	Der Rost der Plastik trat besonders an der **Nasenspitze** hervor.
palmar/plantar	Auf der Palmenplantage wurden Pferde eingesetzt. Sie hatten vom schlammigen Boden an den **Beugeseiten (vorn und hinten) der Füße** Schwellungen.
superficial	Eine Superfischfangmethode ist das Fliegenfischen auf Forellen. Wo man idealerweise **an der Oberfläche** Fliegenattrappen schnell durch Wasser zieht.
profund	Pro Fund bei archäologischen Ausgrabungen musste der Staat **tief** in die Tasche greifen, um die wertvollen Gegenstände zu bezahlen.
superior/ inferior	In der Suppe fand er ein Haar und sogar ein Ohr **oberhalb** davon. Das Esseninferno war perfekt, weil noch ein Ohr **unterhalb** vom Haar während des Löffelns auftauchte.

jugular

Die <u>jugendliche</u> <u>Ulla</u> hatte eine besonders schön ausgeprägte **Drossel**grube.

median

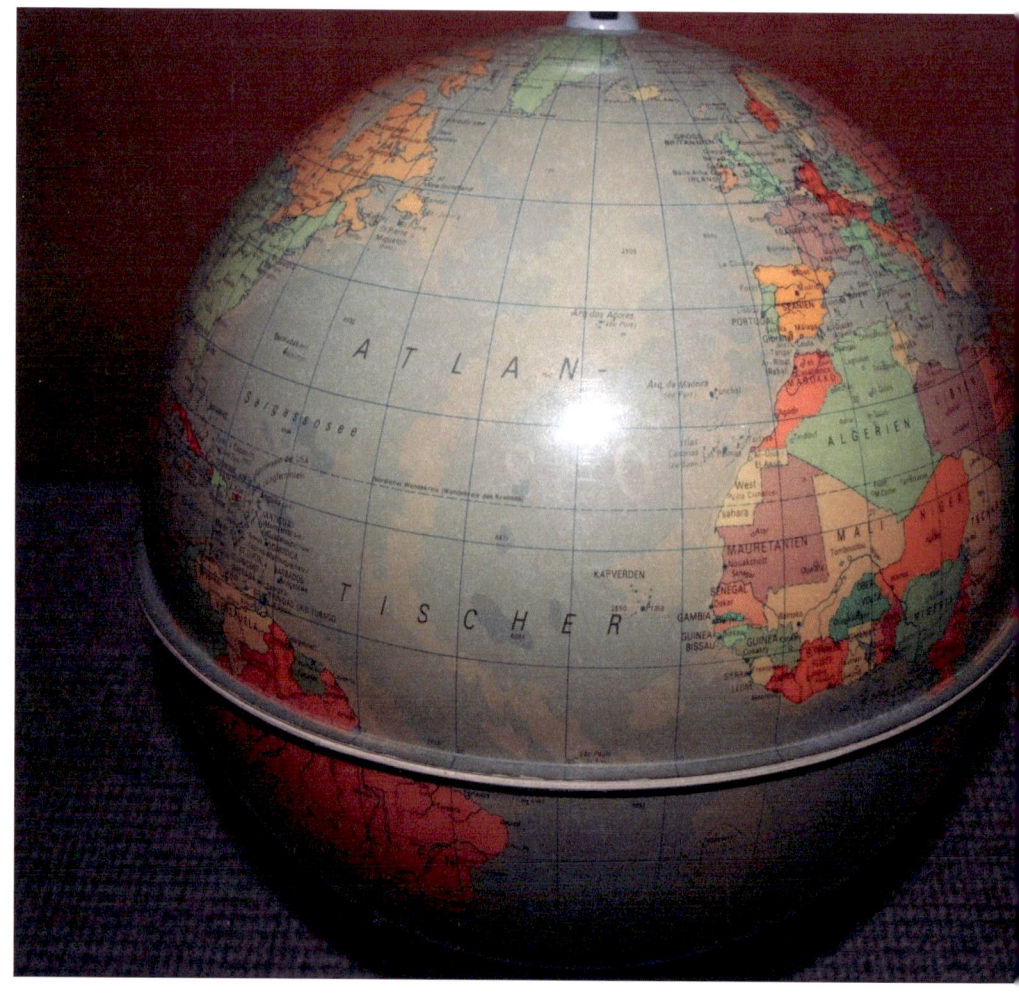

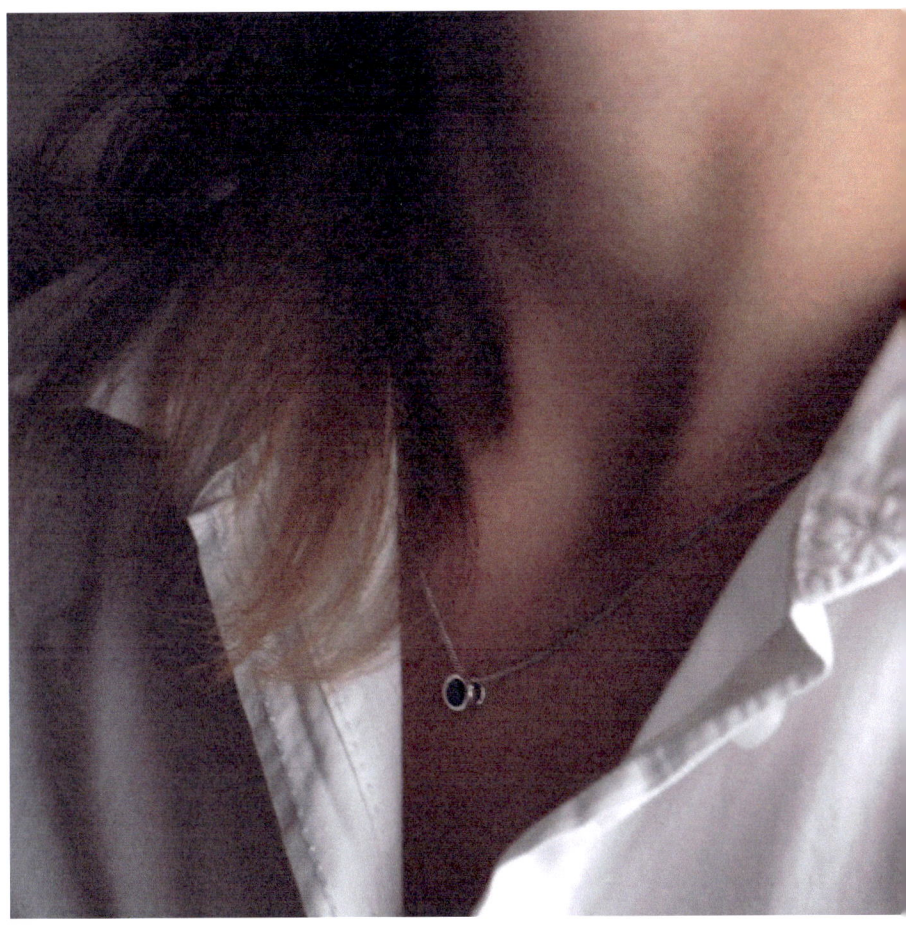

jugular

2.2 BEWEGUNGSAPPARAT

Os /Osteon	Ossi Osborn ist wörtlich gesehen ein doppelter **Knochen.**
Mandibula	Die Boxerhündin Mandy hatte einen bulligen **Unterkiefer.**
Maxilla	Die Dackeldame Maxi lavierte schon lange an einer **Oberkiefer**fistel.
Vertebra	Werte Ebra dein süßer Haar**wirbel** hat es mir angetan.
Costa	Die Costabrava macht einen Bogen wie eine **Rippe.**
Sternum	Man kann sich schlecht zu den Sternen umblicken, wenn man auf dem **Brustbein** liegt.
Scapula	Mit dem platten **Schulterblatt** kann er gut seinen skalpierten Pulla bedecken, ähnlich wie Adam mit einem Feigenblatt.

Humerus	Frau Hummer und Herr <u>Hummerus</u> streiten sich mithilfe ihrer **Oberarme** um die Beute.
Ulna	<u>Ulna</u> (Ulla) misst wie früher mit der **Elle** die Stoffe ab.
Radius	Der <u>Radius</u> entspricht genau der **Speichen**länge eines Rades.
Carpus	Der Abstand zwischen dem <u>Car</u> und dem <u>Bus</u> betrug nach dem Bremsen des Autofahrers nur noch eine **Handwurzel**breite.
Tarsus	Beim römischen Senator <u>Tazitus</u> konnte man die **Fußwurzeln** sehen, denn er trug die typischen antiken Sandalen.
Digitus	Eine <u>Digital</u>anzeige setzt sich aus **Finger**strichen zusammen z.B. I = Eins.
Phalanx/Phalangen	Ein <u>Pfahl</u> ist wie ein **Finger,** man kann **Glied** für **Glied** an ihm <u>entlang</u> klettern.

Pelvis	Elvis de <u>Pelvis</u> schwang sein **Becken** beim Swing.
Femur	Eine hellbraune eisenhaltige (<u>Fe</u>) <u>Mur</u> (Gerölllawine) wurde in den Bergen ausgelöst, weil die **Ober** vom Berggasthof sich vor Lachen auf die **Schenkel** geklopft hatten.
Patella	In <u>Pa`s</u> <u>Teller</u> fiel Ma`s **Kniescheibe** beim Sturz.
Tibia	Bei den <u>Tibetern</u> erfriert oft das **Schienbein**, weil sie oft trotz der Kälte mit Knickebockern herumlaufen.
Fibula	Der geile <u>Viehbulle</u> brach sich beim missglückten Deckakt am Phantom das **Wadenbein.**
Articulatio/Arthron	<u>Artikel</u> (der, die, das) sind **Gelenk**wörter. <u>Arthus</u> bestieg den <u>Thron</u> und beim Krönungsakt passierte das Malheur, dass er sich das Schulter**gelenk** auskugelte.

Synovia	<u>Sinn</u> <u>via</u> (über)greifend reihen sich alle Aspekte **gelenkig** aneinander, das läuft also wie **geschmiert.**
Musculus	Die **Muskeln** eines Mäuschens sind **klein** aber effektiv.
Myos	Der **Muskel** <u>müht</u> sich, um den Knochen *(os)* zu bewegen.
Faszie	<u>Faszinierend</u> schimmert die **Muskelbinde** des Schweinefilets beim Fleischer in der Sonne.
Sphincter	Die <u>Sphinx</u> verschwand im <u>Teer</u> durch gewaltige **ringmuskelartige** Kontraktionen eines Vulkanes.
Flexor	Durch **Beugung** der Arme hielt er die „<u>Flex</u>" ungefähr in <u>Ohr-</u> nähe.
Extensor	Ihr <u>Ex</u> hatte eine physiologische <u>Tonsur.</u> Sie musste sich aber mächtig **strecken** einen schöneren Mann zu ergattern.

Diaphragma	Das <u>Dia</u> mit dem zu engen <u>Frack</u> brachte <u>Ma</u> so stark zum Lachen, dass sich ihr **Zwerchfell** verkrampfte.
Trauma	Der <u>Träumer</u> lief unsortiert durch die Gegend und **verletzte** sich prompt.
Fraktura	Der <u>Frack</u>träger ging betrunken auf <u>Tour</u> und **brach** sich prompt den Oberschenkel**knochen.**
Fissur	Die <u>Frisur</u> hatte viele **Risse** der **Haare** verursacht.
Spondylose	Der Rüde „<u>Spondy</u>" war <u>lose</u> und hatte sich in der Zeit einen **degenerierten Wirbel** vom Fleischerabfall gemopst.
Discopathie	Auf der <u>Discoparty</u> hat es einer übertrieben und sich einen **Bandscheibenschaden** zugezogen.

Podotrochlose	<u>Bodo</u> <u>trug</u> <u>lose</u> Stiefel und machte deshalb eine **abartige huf**förmige **Rolle.**
Luxatio	Der <u>Luchs</u> war so stark in <u>Aktion,</u> dass er sich dabei das Bein **auskugelte.**
Lumbago	Du fauler <u>Lump,</u> <u>go,</u> bis dir das **Kreuz weh** tut.
Panaritium	Manche Italiener behandeln mit <u>Panna</u>cotta schon <u>rituell</u>erweise (wenig sinnvoll) auch **eitrige Huf-, Klauen- und Krallenentzündungen.**
Rehe	Die <u>Rehe</u> waren so lange geflüchtet, dass ihre **Klauen** sich **entzündet** hatten. (auch ohne Infektion).
Tendinitis	<u>Nintendo</u> spielen führt als Sucht u.a. zu einer Finger**sehnenentzündung.**

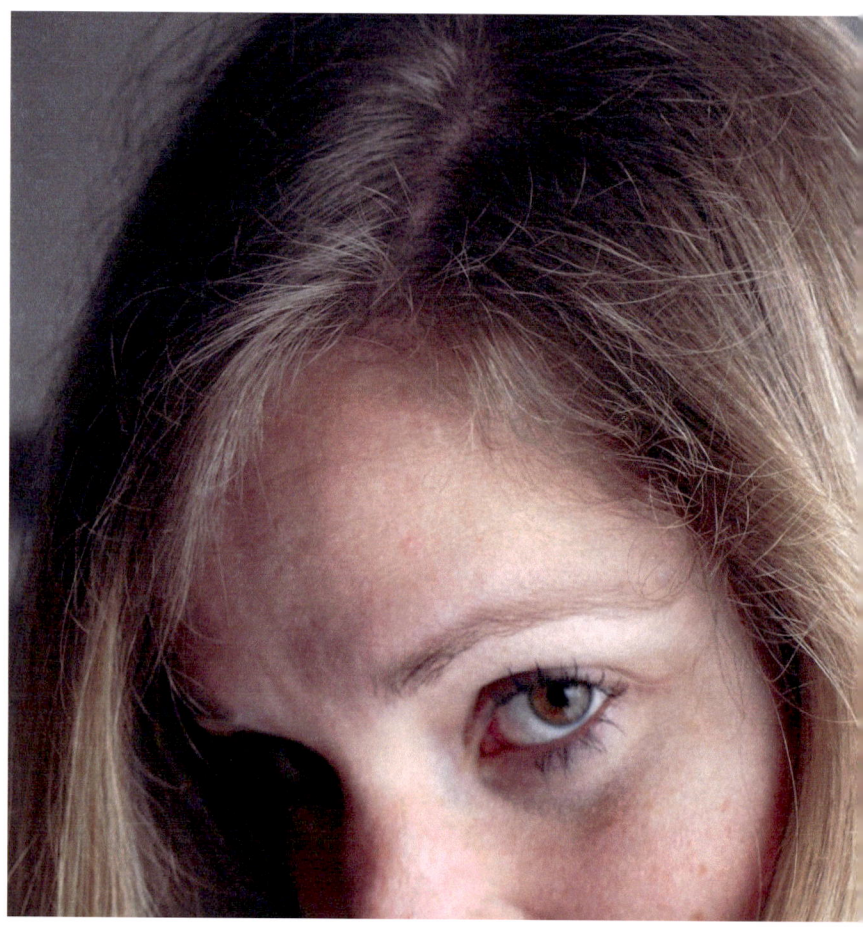

Vertebra

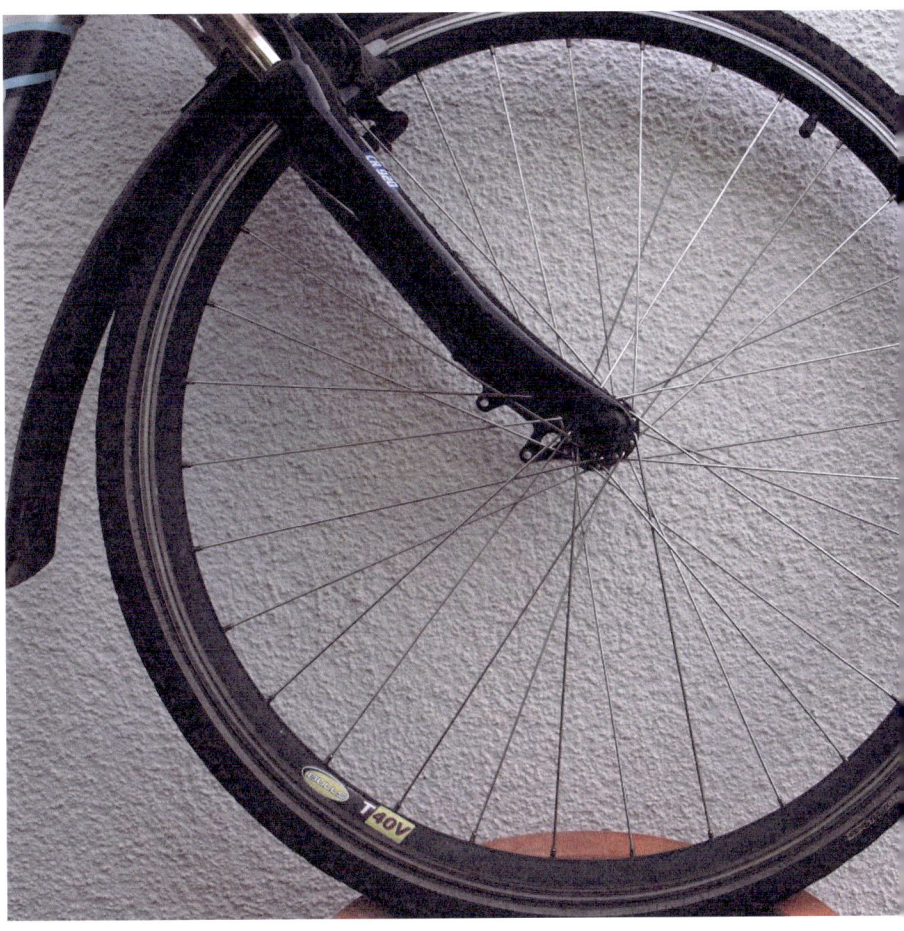

Radius

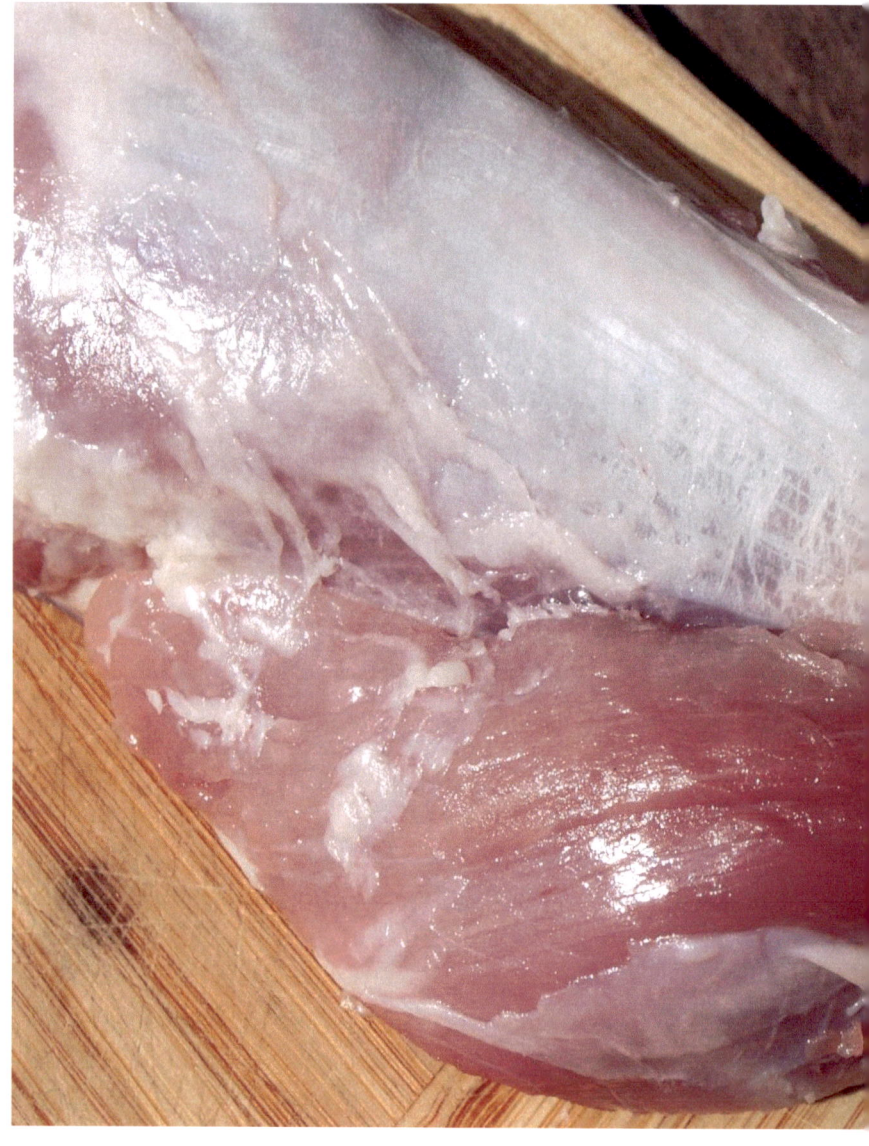

Faszie

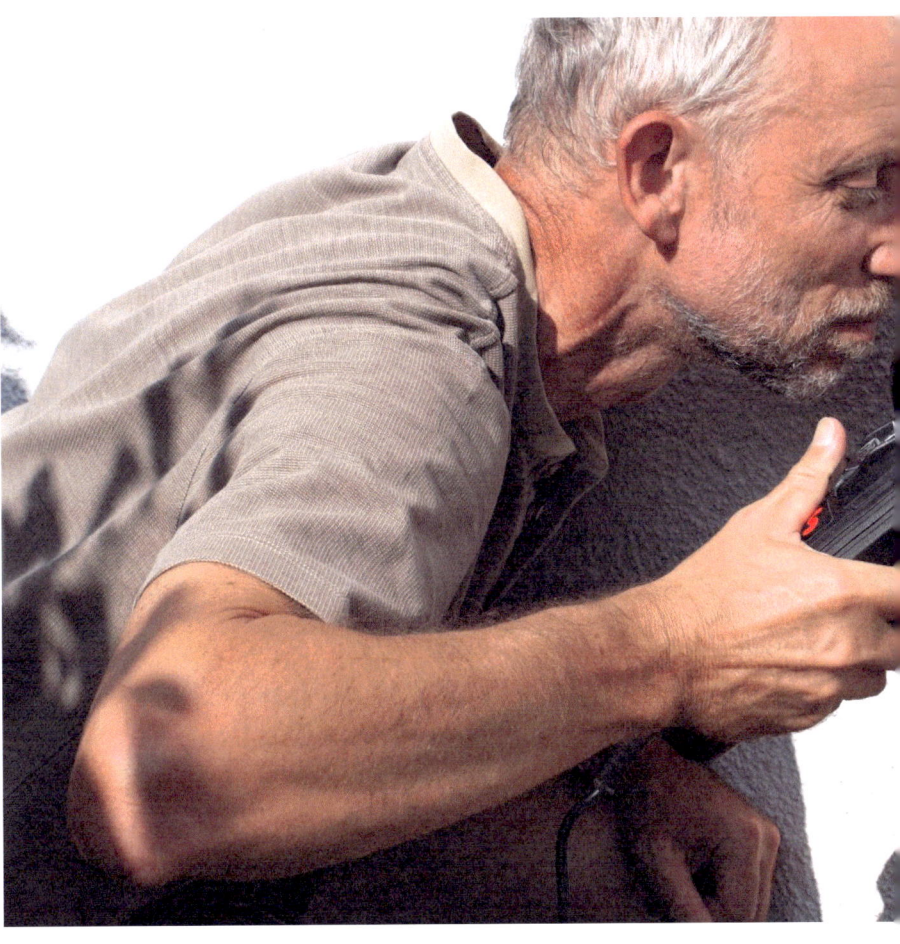

Flexor

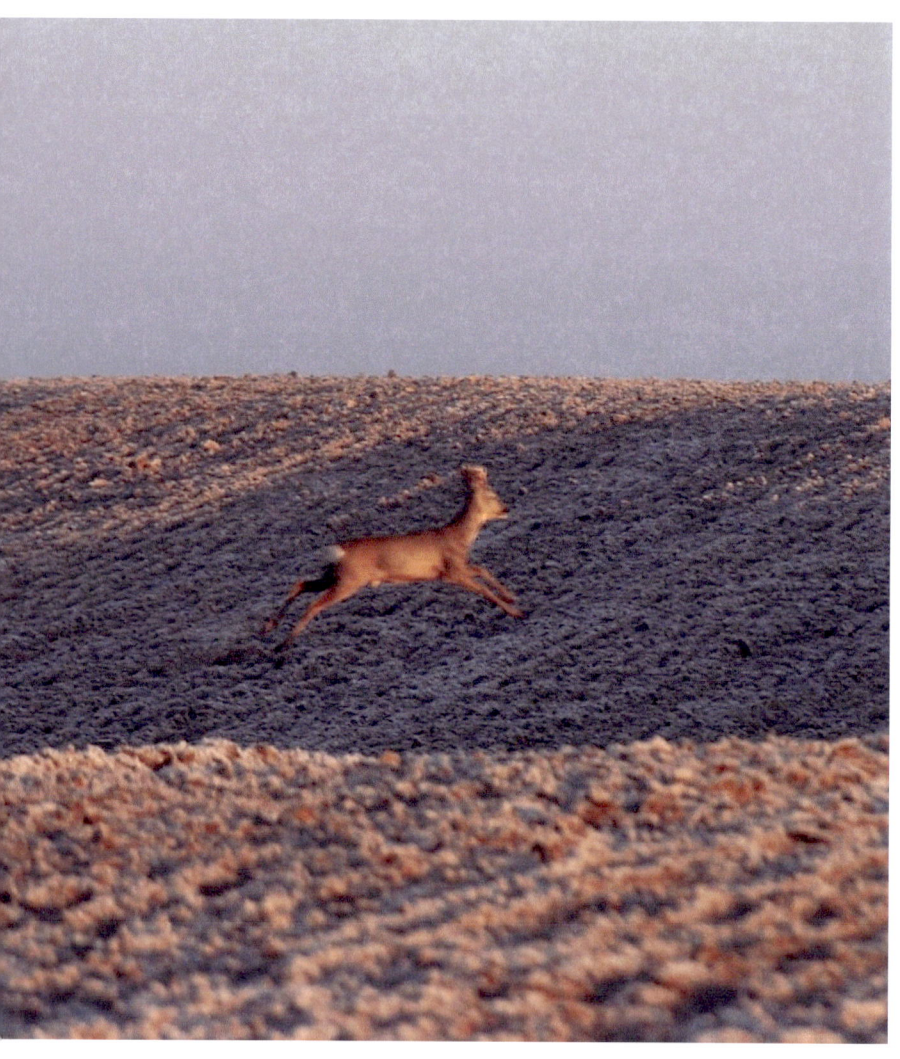

Rehe

2.3 HAUT

Curtis	Toni Curtis der Sänger gilt als dünn**häutig.**
Derma	„Der" ist nicht der Richtige für Ma, meinten die Kinder, weil er eine vernarbte **Haut** hatte.
Corium	Der Chorgesang ging so intensiv im Publikum herum, dass die Massen sich von ihren teuren **Lederhaut**stühlen erhoben.
Effloreszenz	Elf Flores (Blumen) für viele Centes haben bei ihr spürbar die **Haut verändert.** Sie wurde rot.
Ekzem	Die Echsen hatten nach harten Revierkämpfen mit **juckenden oberflächlichen Hautentzündungen** zu tun.
Exanthem	E. aus Xanten hatte nach einem Wespenstich eine **allergische Reaktion mit Hautausschlag.**
Urtikaria	Urte kämpfte im Ikarusbus mit einer Biene und nachdem sie

gestochen wurde, bekam sie eine **Nesselsucht.**

Alopezie

Hallo! <u>Petze</u>, <u>Petze</u> ging in Laden, wollt für´n Sechser Käse haben, Käse, Käse gab es nicht, Petze, Petze ärgert sich und ihr **fallen die Haare aus.**

Pruritus

<u>Pro</u> <u>Ritus</u> (Brauch) Darstellung musste sich jeder Alte stinkende Klamotten anziehen und das **juckte und juckte.**

Effloreszenz

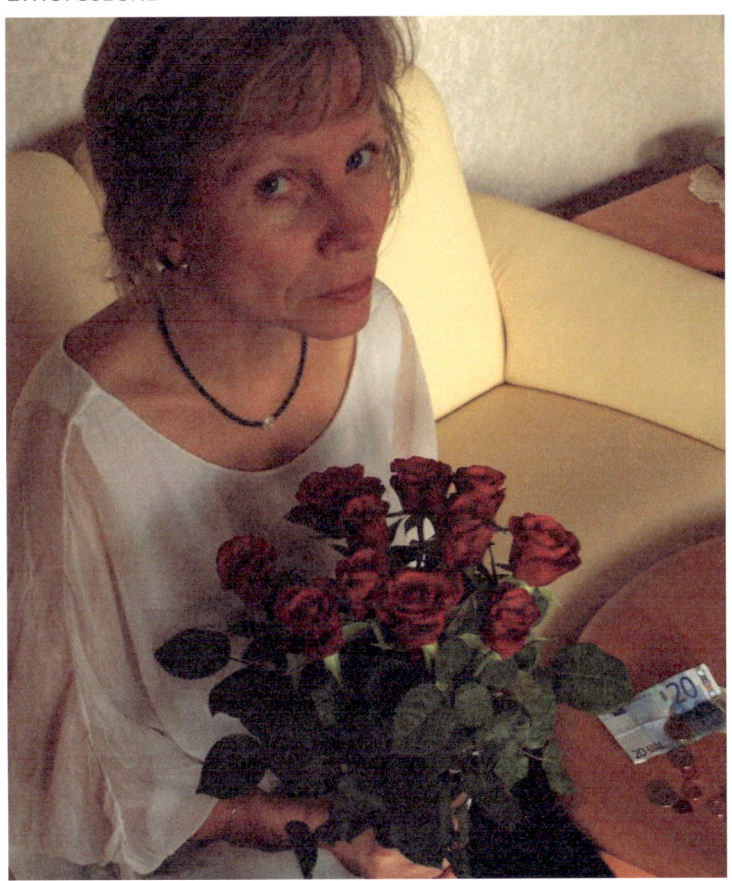

2.4 Schleimhaut und Körperhöhlen

Mucosa	Kriegst Du von der „Muh" einen „Kussel", bist Du danach voller **Schleim** auf deiner **Haut**.
Serosa	Seerosen haben einen **dünnen schleimigen Überzug** als Wasserschutz.
Cavum	Nach dem Carven fiel ich um, und lag danach in einer Schnee**höhle**.
Pleura	Die Pleuels des winzigen Motors ähnelten von der Form her einer Rahestange eines alten Segelbootes. Die Miniatursegel waren so dünn und durchsichtig wie ein **Brustfell**.
Peritoneum	Der Italiener Perito wies überall herum Haare auf, sogar am **Bauch** hatte er **Fell**.
Divertikel	Die vertikale Reise (Sturz) endete in einem **Sack**.

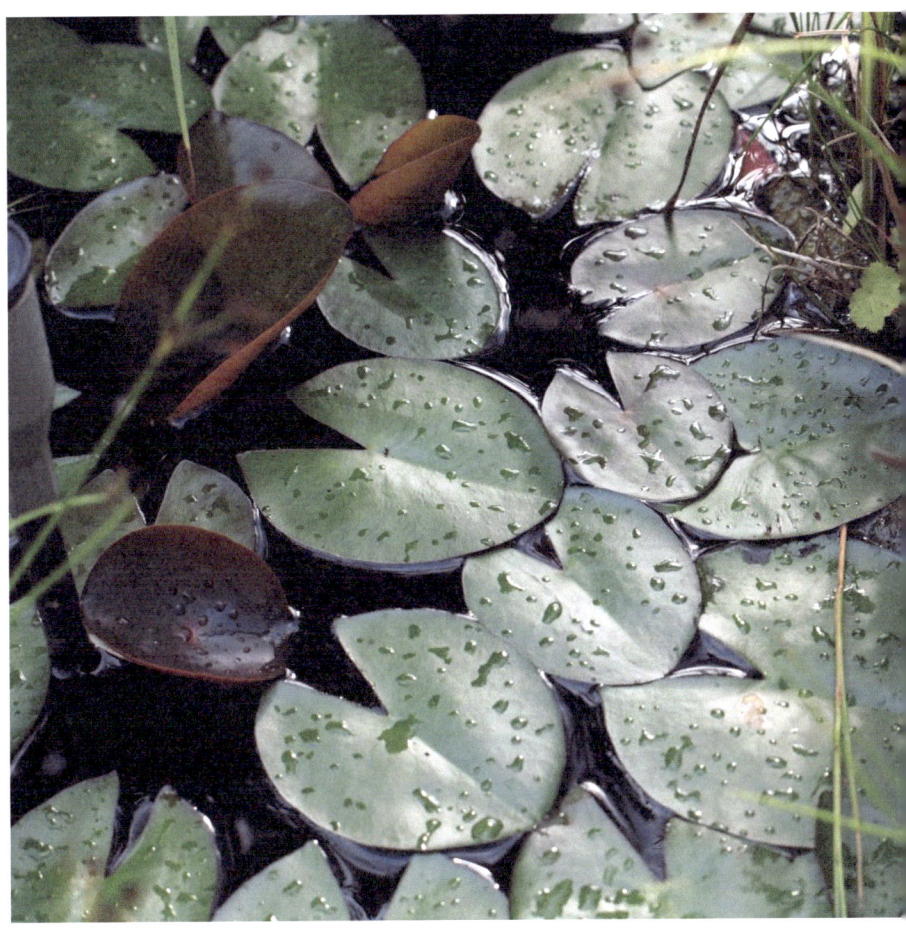

Serosa

2.5 Verdauungsapparat

Digestion

Die Gästeunion hatte auf dem Fest so viel gegessen, dass jetzt bei einigen deren **Verdauung** deutlich wahrnehmbar war. (siehe Luther)

Lingua

Der Linguistiker ist ein **Zungen**experte.

Glossa

Durch Glossars kann man seine Worte, welche man mithilfe seiner **Zunge** formuliert hat, geordnet festhalten.

Stoma

Hundert (sto) russische Matkas hatten Knoblauch gegessen und sie rochen demzufolge extrem aus ihren **Mündern.**

Tonsillen

Der Ton wird stiller, wenn die **Mandeln** geschwollen sind.

Dens

Beim Dance (Tanz) wurde so gelacht, dass auch die **Zähne** sichtbar wurden.

Incisivi	<u>In</u> <u>Zivil</u> hatte <u>sie</u> eine viel ein**schneidende** Wirkung als in Uniform.
Caninus	Das <u>Kaninchen</u> knackte die <u>Nuss</u> nicht mit den **Hakenzähnen.**
Molar	Die verwitterte Buhne der <u>Mole</u> war einem **Backenzahn** ähnlich.
Alveole	Die <u>Salve</u> von <u>Ole</u> hatte durchschlagende Wirkung, dass bei einigen die Zähne fehlten und somit die **Zahnfächer** offen lagen. Außerdem war sie so laut, dass auch bei einigen die **Lungenbläschen** platzten.
Gingiva	So <u>ging</u> <u>Iva,</u> dass es für andere aussah, als lief sie auf dem **Zahnfleisch.**
Parotis	Die <u>Parodie</u> eines an Ziegenpeter Erkrankten war im Film gut gelungen. Die Gegend der **Ohrspeicheldrüse** hatte die

Maske beim Schauspieler extrem verdickt.

Pharynx	Fahr rings herum mit dem Finger um den Gaumen und den Zungengrund und du befindest dich automatisch im **Rachen.**
Oesophagus	Im Kaffeehaus: „Du Ösi fahr schnell mit der Zunge über den Zuckerguss, dass dieser schnell im **Schlund (Speiseröhre)** verschwinden kann."
Gaster/Ventriculum	Der **Magen** des Gastes hatte sich gedreht, weil er Fan von zu vielen Riculas gewesen war.
Enter/Intestinum	Wenn Du mit dem Endoskop den Patienten über den After enterst, kannst du von innen die **Darm**abschnitte testen.
Duodenum/Jejunum/ Ileum/Caecum/Colon/ Rectum	Darmabschnittskonzert: Das Duo dehnte sich wie ein **12-Fingerdarm** und das Publikum jubelte je nicht, sodass es im Saal fast **leer** wurde, einer

rutschte auf dem Lenoleum aus und prellte sich dabei die **Hüfte**. Bei einem anderen war der Zeh krumm, weil er **blind** geflüchtet war. Der Nächste konnte diesen Kohl nicht mehr ertragen und guckte demzufolge ganz **grimmig**. Viele andere gingen rechtsrum zum **Ende** des Saals.

Anus

Der Bayer sah a Nuss als Fremdkörper aus dem **After** seines Hundes kommen, nach dem dieser einen Einlauf vom Tierarzt bekommen hatte.

Vomitus

Die Unternehmensberatung vom Itus war so teuer, dass mir beim Bezahlen schlecht wurde und ich **erbrechen** musste.

Diarrhoe

Das Dia von der Rhön war beim Publikum **durchgefallen.**

Epulis

Das jehe Puhlen im Mund ist wahrscheinlich verantwortlich für das

Provozieren von **Zahnfleischgeschwülsten** bei Kindern.

Kolik	Nach dem <u>Kohl</u> bekam <u>ick</u> **Bauchschmerzen.**
Koprostase	Die <u>Kopro</u>duktion der <u>Stasi</u> und des Politbüros führte bei vielen Ossis zur **Verstopfung.**
Obstipation	Nach dem <u>Obst</u> stieg die <u>Passion</u> auf das Klo zu gehen, weil ich **verstopft** war.
Tympanie	Der kleine <u>Tümpel</u> war so klar, dass er <u>nie</u> eutrophieren (umkippen) würde und demzufolge **aufgaste.**
Flatulenz	<u>Plato</u> aß nur im <u>Lenz</u> Zwiebeln, die ihn folglich zum „**Pupen" (rektale Gasabgabe)** brachten.
Volvolus	Der kleine „Schwede" <u>Volvolus (Auto)</u> hatte sich im Großstadtdschungel Berlins verirrt **(verschlungen).**

Hernie	Der schmächtige <u>Hernie</u> hatte sich überhoben, weil er nicht klein beigeben wollte und so kam es bei ihm zu einem Leisten**bruch**.
Ileus	„<u>I</u> eine <u>Laus</u>" schrie sie. Als Folge der Aufregung bekam sie fast eine **Darmverlegung**.

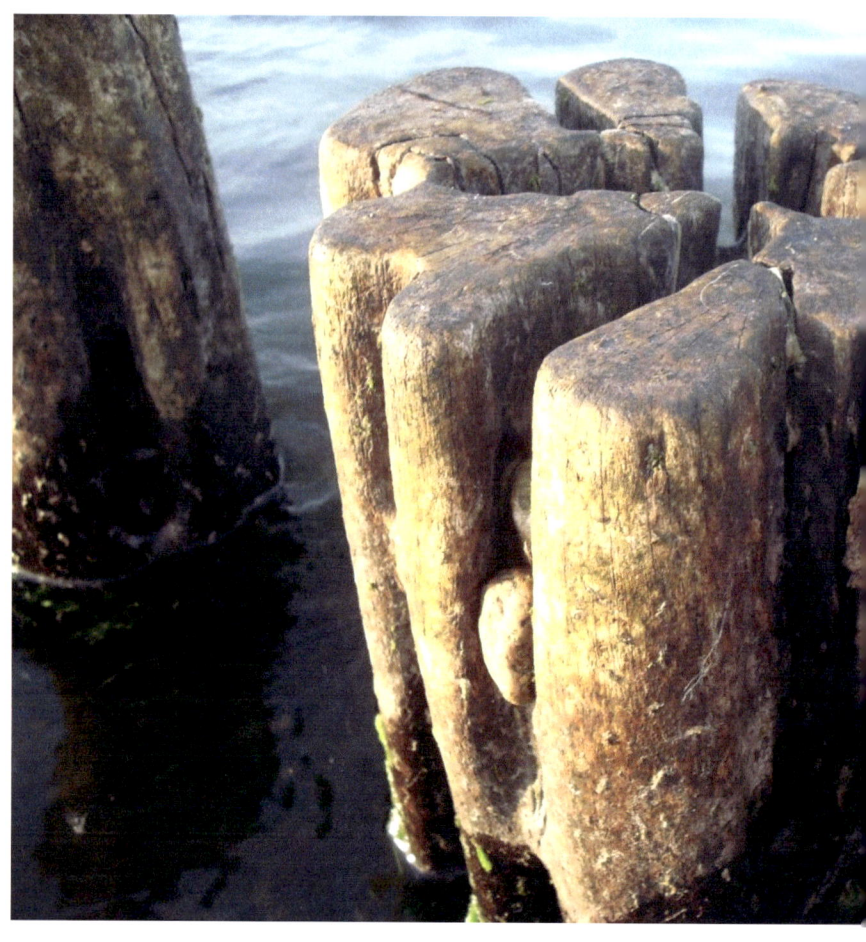

Molar

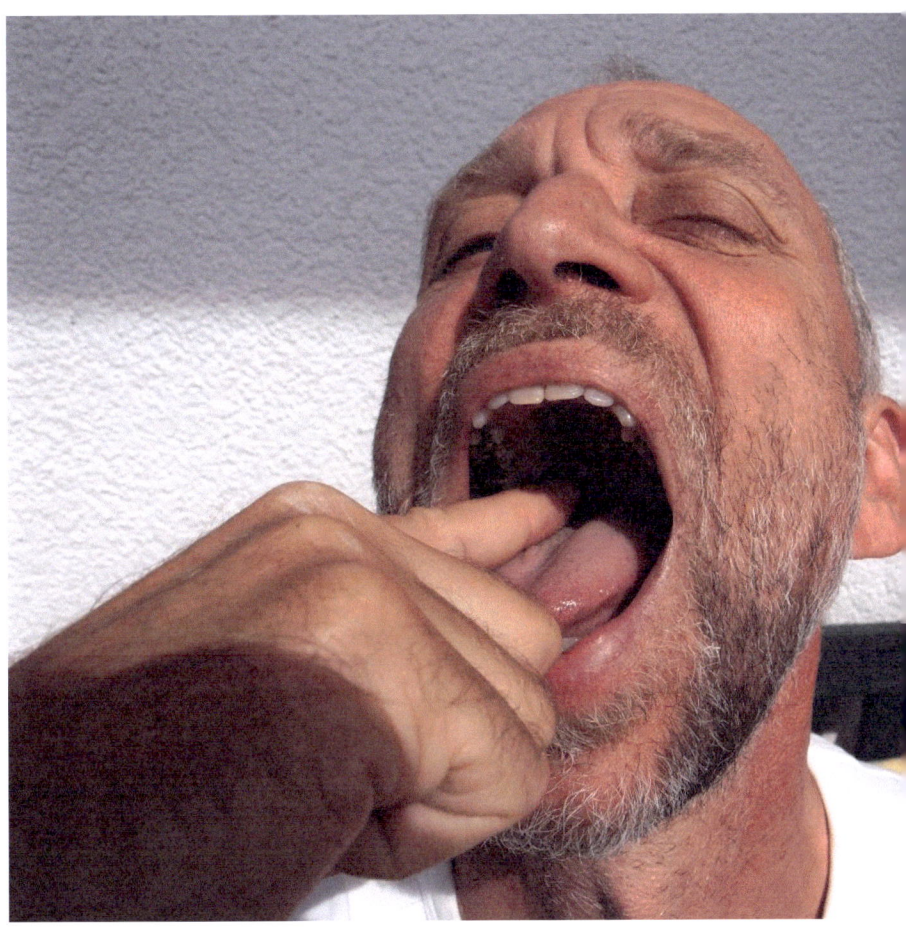

Pharynx

Kolik

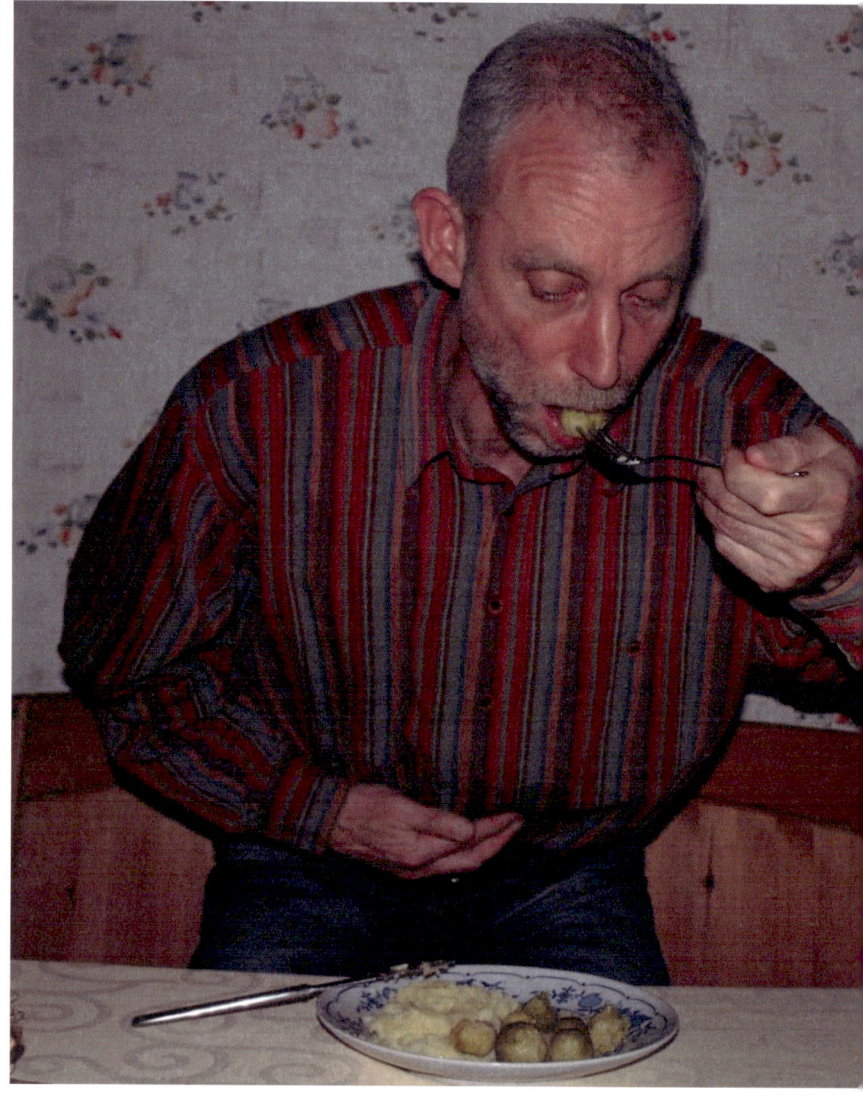

2.6 LEBER UND BAUCHSPEICHELDRÜSE

Hepar	In der Kneipe: "He das Paar da hinten am Fenstertisch lallt schon ganz mächtig gewaltig, wenn die so weiter saufen, können sie wohl bald ihre **Leber** vergessen"
Ikterus	Ick fühl mich nach dem Abend wie der Eros höchstpersönlich, weil ich meine Pfeile auf die beiden in **Gelb** geschossen habe und so zur Liebes**sucht** verholfen habe.
Bil/Chole/Bilirubin	Der spielsüchtige Bill hat so viel Kohle verzockt, dass seiner „Alten" schon mächtig die **Galle** überlief. Zur Versöhnung schenkte Billy der Göttergattin einen Rubin, um den Fluss des **Gallenfarbstoffs** in Ihr auf elegante Weise zu bremsen.
Zirrhose	Der **Entartete(Degenerierte)** trug zur Zier eine Hose, um seinen Makel zu verbergen.
Pancreas	Ein Punk hatte es bei seinen Ekstasen übertrieben und sich

verletzt. Bei der folgenden <u>Rea</u> hatte er sich schon wieder nicht im Griff und handelte nur aus dem **Bauch** heraus. Als sichtbares Zeichen dieses Verhaltens **speichelte** er ständig irgendwo hin.

Diabetes mellitus

Auf dem <u>Dia</u> sah man die **honigsüße** <u>Melli</u> <u>beten</u>, mit dem Wunsch, dass sie nicht **zuckerkrank** sein würde.

2.7 ERNÄHRUNG UND STOFFWECHSEL

Metabolismus	Die Oma Meta war noch im Bolschewismus aufgewachsen. Durch die Mangelverhältnisse war noch der direkte Warentausch **(Stoffwechsel)** bei ihr üblich.
Protein	Pro (für) Tee gibt es für ihn keinen Ersatz, höchstens ein geschlagenes **Eiweiß** mit Zucker.
Lipide	Auf der Homepage Lippi.de vom ehemaligen Schlagerstar und Showmaster sah man, dass er ganz schön **fett** geworden war.
Saccharide	Die Sachertorte reizte sie schon. Aber ich riet ihr lieber zu verzichten, indem ich auf den enormen **Zucker**gehalt verwies.
Enzym- ase	Der Hase kann seinen Lauf so gut beschleunigen wie **Enzyme (Biokatalysatoren)** Reaktionen.

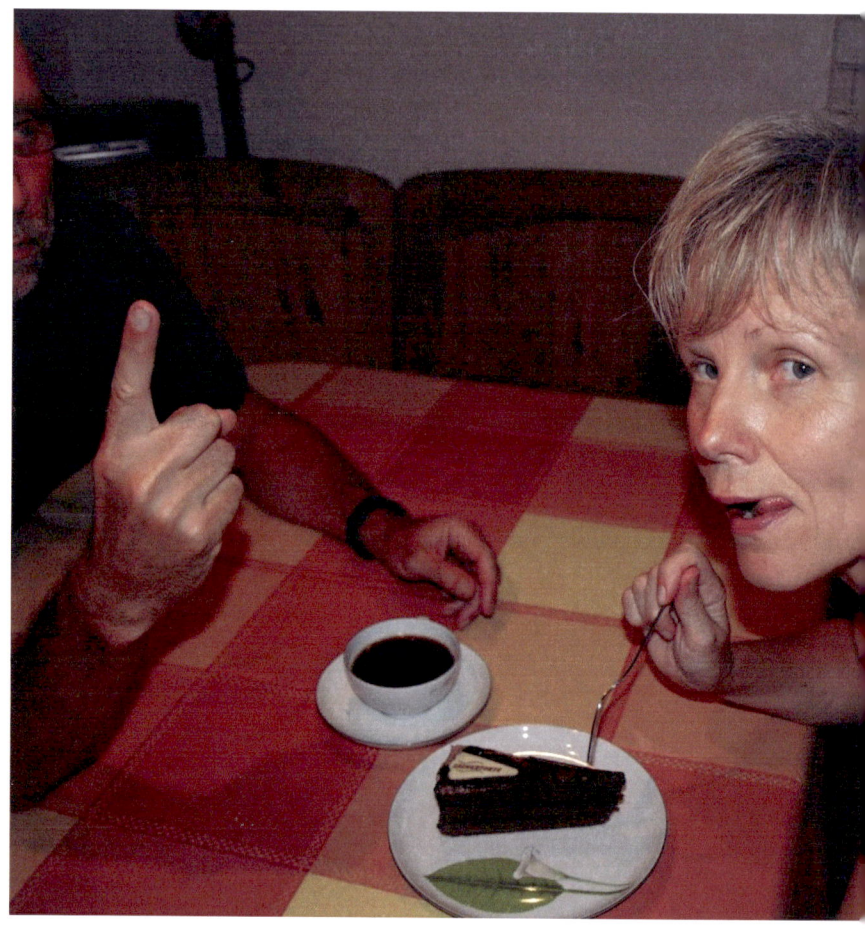

Saccharide

2.8 ATMUNGSAPPARAT

Respiration	Das <u>Reh</u> springt <u>spiral</u>artig, um besser **atmen** zu können.
Rhinos	Ein <u>Rhinozeros</u> ist eine andere Bezeichnung für ein **Nas**horn.
Larynx	„La La <u>La</u> <u>rings</u> herum" geht es singender Weise im Takt und die Töne kommen natürlich aus dem **Kehlkopf;** wunderbar.
Epiglottis	„Ji pi, <u>Ji pi</u> <u>Glatteis</u>"; freuen sich die Kinder im Winter „Wir können wieder mit Schlittschuhen gleiten". Genau wie der Tubus auf dem **Kehldeckel** aufgleiten sollte bei der Intubation.
Trachea	Die <u>Tracht</u> Prügel hatte <u>er</u> nicht gut vertragen. Er musste ständig husten, weil seine **Luftröhre** gereizt war.
Bronchus	Die Straßen der <u>Bronx</u> sind ähnlich verästelt wie die **Aufzweigungen** der Luftröhre in der Lunge.

Alveole	Alva und Ole sind frisch verliebt und schweben deshalb im siebten Himmel wie zwei **Luftbläschen.**
Pneumo	Pneu`s sind die modernen Reifen, welche genauso wie die **Lunge** mit Luft gefüllt sind.
Pulmo	Pulmotin kennt jedes Kind, zum Einreiben der Brust zur Verbesserung der **Lungen**funktion.
Thorax	Welch ein Thor, der allein auf einen schweren Berg kraxeln will. So viel Luft kann er wahrscheinlich in seinem **Brustkorb** gar nicht haben, um erfolgreich zu sein.
Sinus	Die Winkelfunktion Sinus ist vergleichbar schwer zu begreifen wie die **Nasennebenhöhlen.**
Angina	An Gina hat es gelegen, dass auch Katharina eine **Halsverengung (Rachenentzündung)** bekommen hat, denn sie musste ständig Husten und Niesen und hat so die Keime verbreitet.
Emphysem	Wie ein Amphitheater wirkt der Sejm das polnische Parlament. Aber

auch hier, wie in anderen Parlamenten werden oft inhaltslose Reden geschwungen, welche **mehr abnorme Luft** als Substanz enthalten.

Pneumo

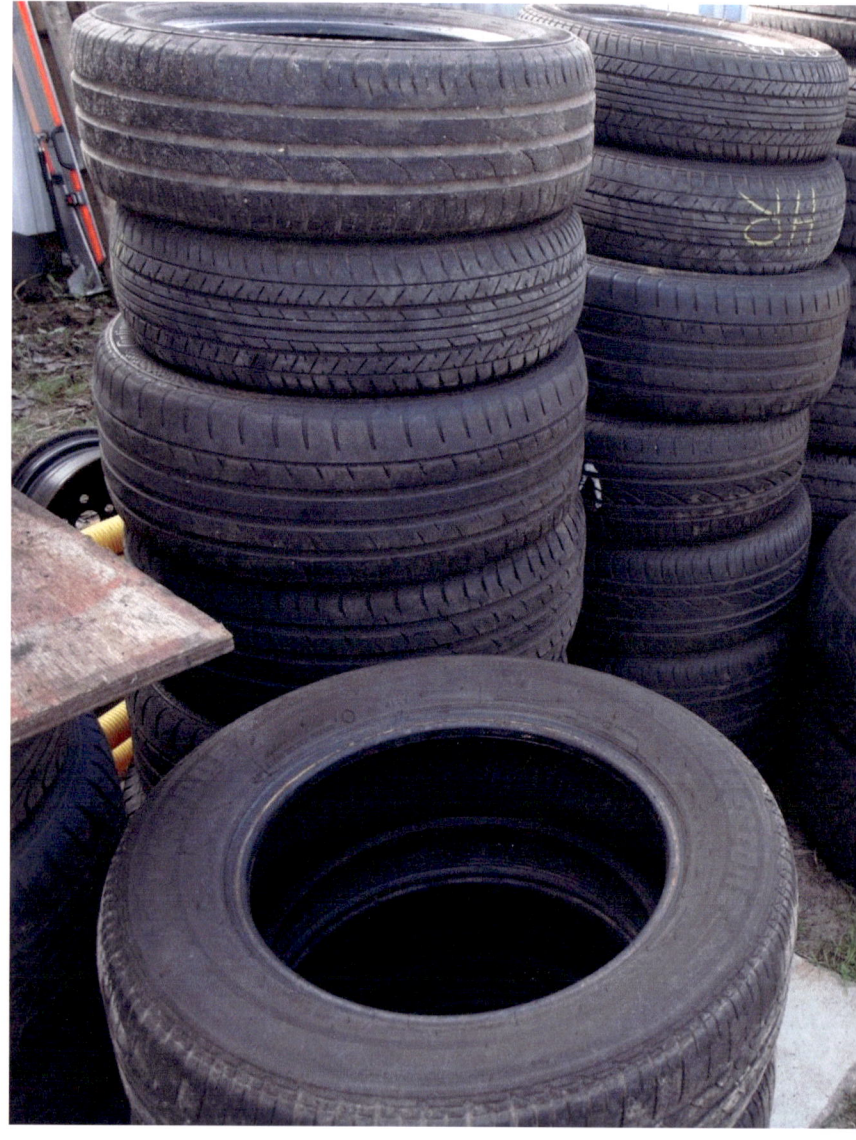

2.9 KREISLAUFSYSTEM

Kard / Cor	Die Werbung für die Visacard wurde im Chor dargeboten und kam recht herzlich rüber.
Vas	Die Vase ist ein Gefäß für Blumen oft.
Arterie	Der Sender Arte riet sich an der Diskussion schnell zu beteiligen und war damit recht schlagfertig. Die Adern der Beiträge waren sehr vielfältig.
Vene	„Erwähne auch mal die Blutgefäße, welche zum Herzen führen!" Sagte der Prüfer zum Prüfling.
Phlebos	„Flehe den Boss an, dass er die Entlassung zurücknimmt, sonst wird das Blut in deinen Venen früher oder später nicht mehr ausreichend fließen."
Kapillare	Das Kap Illare war eine sehr schmale Halbinsel im Atlantik und

hatte eine Form wie ein **Haargefäß.**

Intima (Endothel)	<u>Intim</u> kann man am besten **innen** im Haus werden, weil Beobachtungsgefahr gering ist.
Atrium/ Ventrikel	<u>Adrian</u> besitzt wie die meisten Menschen 2 **Herzvorhöfe.** Außerdem hat er einen großen <u>Van tricolor</u> zum Protzen mit einer riesigen Fahrgast**kammer.**
Valvula	Den <u>Wall</u> von <u>Fulda</u> konnte man im Mittelalter öffnen und schließen wie eine große **Herzklappe.**
Mitralis	Die <u>Mitra</u> <u>ist</u> eine **zweizipflige** Kopfbedeckung eines Bischofs genau wie die **linke AV-Klappe** 2 Zipfel besitzt.
Tricuspidalis	<u>Drei</u> <u>Küsse</u> im <u>Spital</u> vom Liebsten beschleunigten die Heilung der **rechten AV-Klappe (dreizipflig)** post OP bei Klara.
Septum	Im <u>September</u> wurde der **Herzscheidewand**defekt beim Junghund per Ultraschall diagnostiziert.

Aorta	<u>A</u>dorf ist ein <u>Ort</u> im Vogtland, welche belastet wird, weil die **Haupt**verkehrs**schlagader** direkt durch diese kleine Stadt führt.
Vena cava	Die <u>Kava</u>pflanze wirkt beruhigend und angsthemmend. Wenn man vor der Punktion der **großen Hohlvene** unsicher ist, könnte man auf diese Pflanze zurückgreifen, um eine ruhigere Hand zu bekommen.
Systole	<u>Syst</u>ematisch wurden <u>Ole</u> seine Flausen **ausgetrieben,** wie das Blut während der **Kontraktion der Kammern in die Arterien gepresst wird.**
Diastole	Auf alten <u>Dias</u> sieht man <u>tolle</u> Einzelheiten, wie sich die **Herzkammern mit venösem Blut füllen** nach AV-Klappenöffnung und Gefäßklappenschluss.
Thrombus	<u>Tom</u> fährt oft mit dem <u>Bus</u> und er setzt sich immer sofort hin, wie ein **Blutpfropf in einer Ader**, um ein Übelwerden während der Fahrt zu vermeiden.

Embolie	<u>Mobil</u> sein, ist ein aktuelles Motto der Menschen, ähnlich wie ein **Fremdkörper oder Blutpfropf im Blutgefäß transportiert wird**, kann es auch manchmal fatale Folgen haben. (tödlicher Verkehrsunfall oder Lungenembolie)
Infarkt	<u>In</u> den <u>Fakten</u> seines Befundes war deutlich ein Risiko für einen **Gefäßverschluss** für die Mediziner zu erkennen.
Insuffizienz	<u>Im</u> <u>Suff</u> hat <u>Jens</u> immer wieder seine **Schwäche (Minderfunktion)** für andere Damen als seiner Angetrauten gezeigt.
Ischämie	„<u>Ich</u> und <u>Chemie</u>, da bekomme ich sofort eine **Blutleere** im Kopf, wenn ich von diesem stinkenden Fach höre."
Aneurysma	<u>An</u> <u>euren</u> Eskapaden <u>ist</u> <u>Ma</u> oft verzweifelt. Das könnte auch ein Auslöser, neben dem Rauchen, für Ihre **Gefäßerkrankung (Erweiterung der Arterien; Endothel - und Muscularisschwäche)** sein.

Ödem	<u>Ehe</u> <u>Dem</u> der Prozess gemacht werden kann, wird noch viel Wasser über die Spree abfließen, ähnlich wie bei einer Linksherzschwäche Blutserum in die Lungen abnorm abgegeben wird. **(krankhafte Flüssigkeitsansammlung)**
Aszites	Das <u>Ass</u> <u>zieht</u> <u>es</u>, nämlich selbiges aus dem Ärmel und kann das Spiel gewinnen. Er spielt meist aus dem **Bauch** heraus. Er muss aber aufpassen, dass es nicht zur **Sucht** wird und er sprichwörtlicherweise ins **Wasser** fällt.
Häma	„<u>He</u> <u>Ma</u> mach nicht so schnell, sonst schneidest du dich noch beim Kartoffelschälen und ich muss wieder die **blutende** Wunde versorgen."
Hämorrhoiden	?
Varizen	Es ist <u>wahr</u>, in den <u>Ritzen</u> zwischen den Beinmuskeln liegen oft die **Krampfadern.**

Erythrozyt	<u>Er</u> <u>rüttelt</u> <u>und</u> <u>zieht</u> an der Tür, um ins Haus zu kommen. Das ist vergleichbar wie eine **rote Blutzelle** sich durch die Kapillaren zwängt für den Gasaustausch.
Leukozyt	Es <u>leuch</u>tet und <u>sieht</u> so schön aus, das Glühwürmchen in der Abenddämmerung. Seine **weißen Zellen im Blut** bringen es zum Leuchten. (Fantasie)

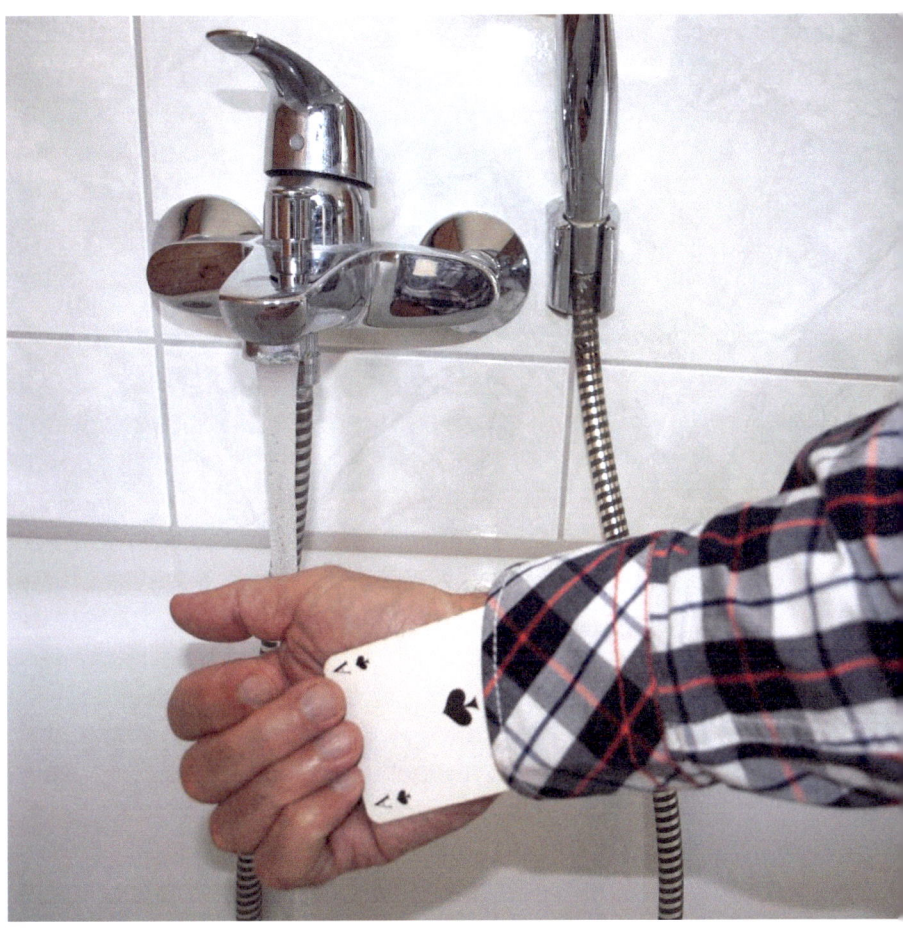

Aszites

2.10 LYMPHATISCHES SYSTEM

Lymphe	Vom Olymp schaut die Fee auf uns herunter und hat ein Erbarmen und füllt unsere **Gewebe** wieder mit **Wasser** auf, indem sie es regnen lässt.
Splen	Das Sprichwort: „Du hast wohl einen Splien!" geht auf die **Milz** zurück vermutlich vom Seitenstechen her. (Schmerz verursacht durch Milzkontraktionen)
Thymus	Die Tür zur Brust muss geöffnet werden, dass die unreifen **T-Lymphozyten,** welche frisch aus dem Knochenmark kommen, in diesem **lymphatischem Organ am Brusteingang** geprägt werden können.
Chylus	Die Skilust ist Bodo vergangen, weil er eine Kolik hatte. Die Ursache lag an verstopften Lymphgefäßen, bedingt durch zu viel **Fettlymphe.** Er zu üppige Mahlzeiten im Hotel (5 Gänge)gegessen.

2.11 HARNAPPARAT

Ren/Nephros

Das Rentier hat auch 2 **Nieren** genau wie alle Säuger.
Sogar des Neffen Ross hat ebenfalls 2 **Nieren.**

Ureter/Urethra

Die Uhren der Geschwistern Eter und Ethra läuteten, wenn sie auf das Töpfchen mussten. Um den **Harn** los zu werden, stieg Eter über eine **Leiter** und Ethra über eine **Röhre** zum Töpfchen.

Vesica

Wehe sie kam früher als erwartet nach Hause. Dann hat sie ihn immer den Arsch **geblasen,** dass er nicht mehr wusste ob er Männlein oder Weiblein war.

Glomerulum

Auf dem Globus gibt`s mehr Wasser als Land rund herum. Dieses Wasser ist oft verschmutzt und müsste über ein gigantisches **Gefäßknäuel** wie im Nierenkörperchen ständig gefiltert werden.

Tubulus

Das Blasinstrument die Tuba hat eine Riesen**röhre.** Die Nieren hingegen haben winzige ulkige **Röhrchen im Mark.**

Cortex

Der Chor hatte Textprobleme beim Vorsingen und das hörte sich dann so schaurig an, dass die Bäume in der Nähe des Konzertes fast ihre **Rinde** abgeworfen hätten.

Medulla

Die tiermedizinische Fachangestellte Ulla hatte so einen profanen Umgangston mit den Klienten, dass es einen bis ins **Mark** erschütterte.

Urämie

Die Uhr von Emmy war stehengeblieben. Aus diesem Grund hatte sie ihren Dialysetermin verpasst, um ihre **Harnvergiftung des Blutes** therapieren zu lassen.

Hämaturie

„He Mathe ist urig!" sagte der Erstklässler zum Lehrer. Dieser konnte sicher aber über die schöne Reaktion seines Schützlings nicht freuen, weil er gerade mit Harnsteinen kämpfte und **blutigen Urin absetzen** musste.

Lithiasis	Der Esel litt, machte ständig ia, ia…. bis er pisste. Die Ursache war vermutlich eine **Steinerkrankung.**

2.12 GESCHLECHTSORGANE (MÄNNLICH)

Andrologie	Alexandro log, dass sich die Balken bogen. Es lag wahrscheinlich an seinem übersteigerten Bedürfnis der **Männlichkeits**austrahlung.
Testes/Orchys	Das Ergebnis des Testes auf Frische der Orchideen **(Hoden**blumen) war zufriedenstellend.
Skrotum	Der Jäger schoss mit Schrot. Der Hase fiel um. Sogar dessen **Hodensack** war getroffen worden.
Epididymis	„Eben die die Miss gefällt mir." Brachte er halbstotternd heraus. Sogar in seiner Hose tat sich was, bedingt nicht nur durch seine **Nebenhoden.**

Funiculus spermaticus	?
Ductus deferens	„<u>Duck</u> dich du <u>Tussi</u>, sonst kommst du nicht heil durch diesen schmalen **Gang**. Hier ist es fast so eng wie im **Samenleiter** für die Spermien(<u>differiert</u> leicht)."
akzessorisch	Eine Störung der <u>Achse</u> am Auto, welche das <u>Ohr</u> belastete, **kam** als Problem **hinzu**.
Prostata	„Na denn <u>Prost</u> ta <u>ta</u>, <u>Prost</u> ta <u>ta</u>". So feierten die alten Herren feuchtfröhlich. Aber auf dem Klo kam bei einigen das böse Erwachen, weil die **Vorsteherdrüse** den Ausgang versperrte.
Penis/Phallus	Das **männliche Glied** ist vergleichbar mit einem <u>Pen</u> (Stab) oder mit einem <u>Pfahl</u>.
Präputium	<u>Prä</u>(für)<u>Putin</u> votieren viele Russen, weil er kein Blatt vor dem Mund nimmt oder im übertragenden Sinn die **Vorhaut** zurückzieht.

Glans	Der Glanz der **Eichel** ist ein Symptom der Gesundheit dieser.
Kryptorchismus	Die Krypta ist ein verborgener Raum in der Kirche unter dem Altar. Hier handelt es sich um **verborgene** Orches **(Hoden)** entweder im Bauch oder im Leistenspalt.
Libido	Eine Liebe von Ido und Ida ist nur bei ausreichendem **Geschlechtstrieb**möglich.
Ejakulat	„Eh ja cool und nur mit Latte"! Flosskelte der Jugendliche. Er bezog sich auf das Onanieren und somit die Abgabe von **Samenflüssigkeit.**

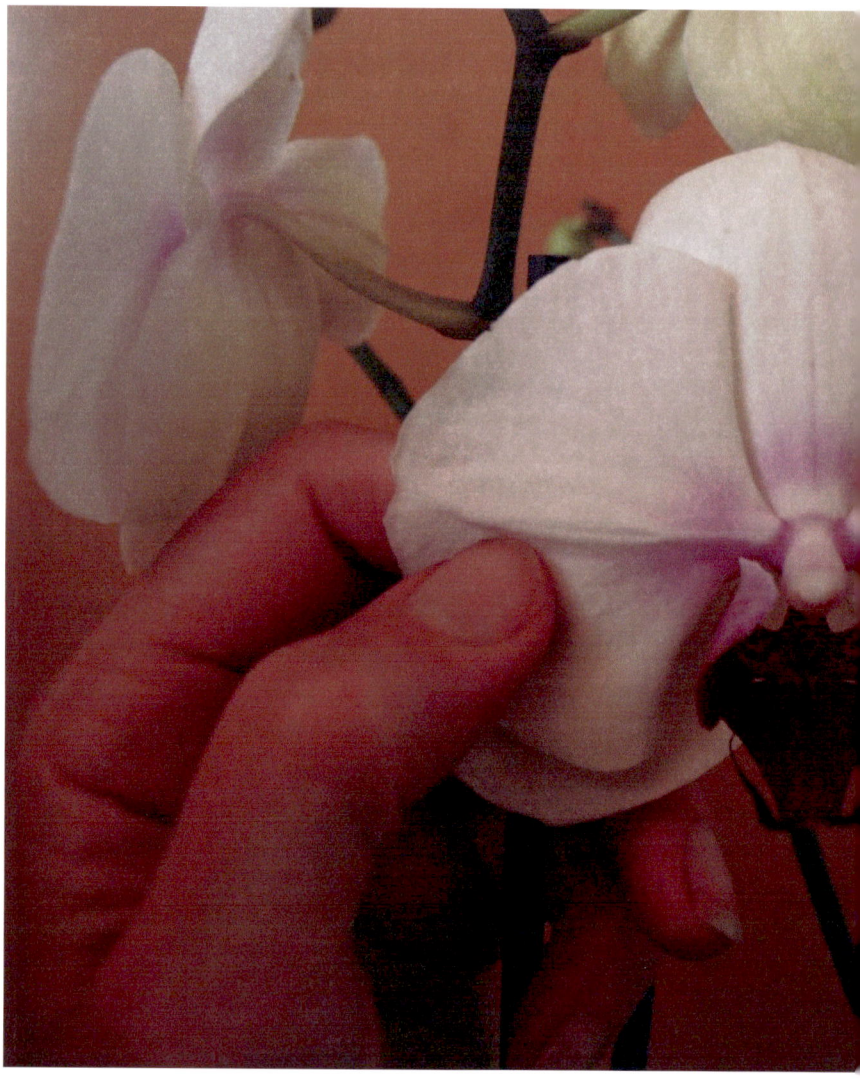

Testes/Orchys

2.13 GESCHLECHTSORGANE (WEIBLICH)

Gynäkologie	<u>Gunnar</u> hatte eine sehr **weibliche** Art an sich.
Ovar	Der <u>Torwart</u> hielt die Bälle fest bis zum Abschlag, so wie der **Eierstock** die Eier bis zum Eisprung (Ovulation).
Salpinx/Tuba	Der <u>Saal</u> war in <u>pink</u> gestrichen dazu geile Musik, um die flotten Käfer anzulocken. Die Hormone kommen dann auch in Gang und Eisprünge häufen sich und die **Eileiter** haben auch zu tun usw.
Uterus/Metra/Hyster	Martin Luther (<u>Lutherus</u>) hat bestimmt auch schon gewusst. Anatomisch gesehen können nur Frauen <u>hysterisch</u> reagieren, weil nur sie eine **Gebärmutter** haben. Diese Aussage ist dia<u>metral</u> (gegensätzlich) zur Wirklichkeit, auch Männer können so heftig reagieren, als wenn sie eine **Gebärmutter** hätten.
Zervix	Aus Frust hatte Fred sein neuen Computer <u>zerwichst</u>. Seine Frau

bekam deshalb einen dicken **Hals.**
(Gebärmutterhals)

Vagina	<u>Wagt</u> <u>Gina</u> sich für die risikoreichere Variante zu ent**scheide**n?
Vulva	<u>Wohl</u> <u>wahr</u>, dass die **scham**hafte Dame, es schwer haben dürfte, sich als Chefin in der Praxis durchzusetzen.
Clitoris	Die jetzt <u>cline</u> <u>Doris</u> hatte ihre natürliche Fröhlichkeit wieder gewonnen. Dies wurde deutlich, dass sie besonders **kitzlig** war.
Östrus	Die <u>österlichen</u> Bräuche haben auch mit der Fruchtbarkeit zu tun, denn gerade im Frühjahr steigt bei Mensch und Tier die **sexuelle Aktivität (Brunst).**
Follikel	Auf der <u>Folie</u> <u>liegt</u> das **Eibläschen**, welches für die künstliche Befruchtung gewonnen wurde.
Fertilität	„Ich bin <u>fertig</u>." Sagte <u>Tilly.</u> Sie meinte damit, dass die Zusammenarbeit mit Jens keine Aussicht auf **Fruchtbarkeit** hatte.

Kopulation	Eine Kooperation von Pulla und Scheide ist der **Deckakt.**
Konzeption	Für eine erfolgreiche Konzeption der Familiengründung ist die **Befruchtung** eine Grundvoraussetzung.
Gravidität	Der Graf war sich nicht sicher über die Identität des neuen Nachkommens aus der letzten **Schwangerschaft.** Er hatte den Verdacht einer Affäre seiner Frau.
Nidation	Bei der Echografie war der Embryo nie da, also nicht in der Position, wo er nach Zeitplan hätte sein müssen. Er hatte sich noch nicht **in der Gebärmutterschleimhaut eingenistet.** Er müsste noch im Eileiter sein.
Plazenta	Der Platz, welcher zentral in der Gebärmutter zur Verfügung steht, ist gut geeignet, um den **Mutterkuchen** anzulegen.
Chorion	Aus dem Chor fiel Marion auf, weil sie eine Rasterlockenfrisur hatte.

Diese Locken bedeckten wie lange **Zotten** ihre **Haut.**

Allantois	Atlantis ist eine versunkene Stadt auf dem dunklen Meeresgrund, ähnlich wie der **fetale Harnsack** in der Gebärmutter während der Trächtigkeit versinkt.
Amnion	Die Amme hatte Marion bei der Geburt von ihrer **Fruchtblase** befreit und so ihr das Leben geschenkt.
Embryo	Ambrosia vermehrt sich so schnell, dass ihre **Keimlinge** die einheimischen Pflanzen verdrängen.
Fetus (Fötus)	Die Fete bei uns war doch sehr aufregend. Es bestand die Gefahr, dass die Hochschwangere ihre **Frucht** verlieren könnte.
Partus	Der Partner der schwangeren Tussi war vor der **Geburt** sehr einfühlsam mit ihr.
Abort	Ab diesem Ort, als Folgen der Flut, waren die Lebensbedingungen der Haustiere katastrophal. Aus

diesem Grund gab es viele **Totgeburten (Verfohlen, Verkalben, Verwerfen).**

Retentio secundinarum	Das Reh tendierte in der Sekunde zu **verhalten (Nachgeburt).** Diese Sekunde musste der Jäger für einen erfolgreichen Abschuss nutzen.
Puerperium	Die pure Freude kam bei der jungen Mutter auf in der ersten Periode **(Zeit nach der Geburt des Kindes).**

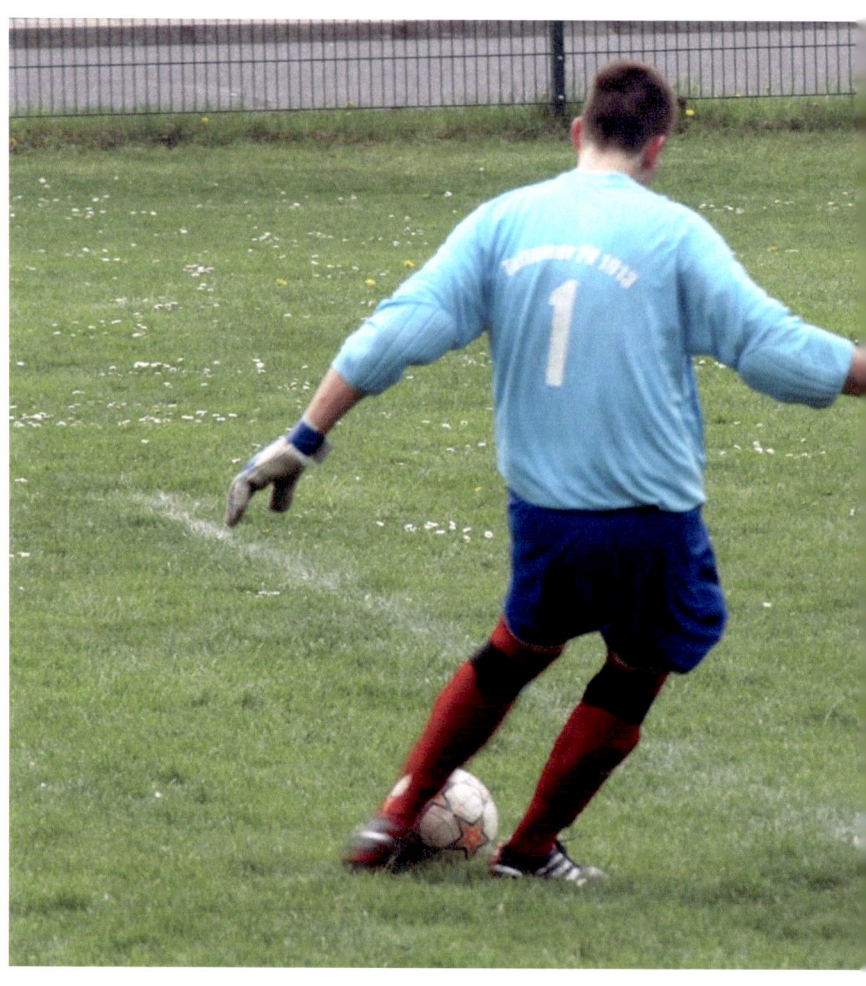

Ovar

2.14 HORMONSYSTEM

Endokrinologie	Die Hände des Kriminologen versuchten auch die kleinsten Spuren des Täters aufzuspüren. Ähnlich kleine Mengen an **Hormonen** regulieren die Körperfunktionen.
Hypophyse	An Hippos Füßen war ein Kötenschopf zu sehen. Vergleichbar wie die **Hirnanhangsdrüse** eben am Gehirn ventral dranhängt.
HVL	Im Havelland (HVL) gibt es viele Menschen, die Probleme mit den Hormonen aus dem **Hypophysenvorderlappen** haben.
Somatotropin	?
HHL	?
Oxytocin	Der Ochse von Züchter hatte seiner Hündin Ito das **Wehenhormon** illegalerweise gegeben. Die Hündin starb danach an einem Gebärmutterriss.
ADH	?

Epiphyse	In Opi`s Füßen waren die **Knochenenden** aufgetrieben. Das lag auch an Störungen seiner **Zirbeldrüse.**
Melatonin	Mella traf den Ton nicht mehr. Das machte Ihn bald wahnsinnig. Aber Sie war nur müde das **Schlafhormon** hatte die Oberhand gewonnen.
Thyreoidea	Die wunderschöne Gestaltung der verschiedenen Türen brachten ihn auf die Idee Tischler werden zu wollen. Mit seiner leichten **Schilddrüsen**unterfunktion hatte er auch die nötige Ruhe für diesen Beruf.
Struma	Frauchen suchte ihren kleinen Stroma Felix. Er war, wie schon oft, entlaufen. Als besonderes Kennzeichen beschrieb sie eine **Vergrößerung der Schilddrüse** bei Felix.
Parathyreoidea	siehe Thyreoidea
Insulin	In den Langerhansschen Inseln wird das **Hormon zur Senkung des Blutzuckerspiegels** gebildet.

Glukagon	Die <u>Glucke</u> <u>gönnte</u> sich eine Pause zum Fressen. Ihr **Blutzuckerspiegel** wurde dadurch über Wirkung des entsprechenden **Hormons aus der Bauchspeicheldrüse erhöht.**
Glukokortikoide	?
Cushing	Der arme Dackel Rudi wollte ständig <u>kuscheln</u>, weil er eine **Überfunktion der Nebennierenrinde** hatte und es ihm deshalb schlecht ging.
Addison	<u>Edison</u> hat die Glühbirne erfunden. Aber weil die jetzt in der EU verboten wurde, hätte er vielleicht eine **Unterfunktion der Nebennierenrinde** bekommen.
Adrenalin	<u>Andrea</u> <u>Nahles</u> (SPD) hat meist viel **Stresshormon aus dem Nebennierenmark** im Blut und ist deshalb sehr aufbrausend im Umgang mit anderen Menschen.
Gonaden	„Euer <u>Gnaden</u>! Ich flehe Sie an, von einer Kastration (Entfernung der **Keimdrüsen)** abzusehen. Ich werde mich bessern und das schöne Geschlecht in Zukunft in Ruhe lassen."

Testosteron	Der <u>Test</u> sollte <u>Ostern</u> stattfinden. Gemeint war die Deckung der Edelstute mit dem Junghengst(Beschäler). Es war aber wahrscheinlich, dass er noch nicht ausreichend **männliches Geschlechtshormon** in seinen Hoden produziert hatte.
Östrogen	<u>Ostroggen</u> enthält mehr **Verweiblichungshormon** als Westroggen.
Progesteron	Der optimale Decktermin sprach für(<u>pro</u>)gestern. Die Konzentration des **Schwangerschaftsschutzhormons** aus dem Gelbkörper ergab diese Aussage.

Hypophyse

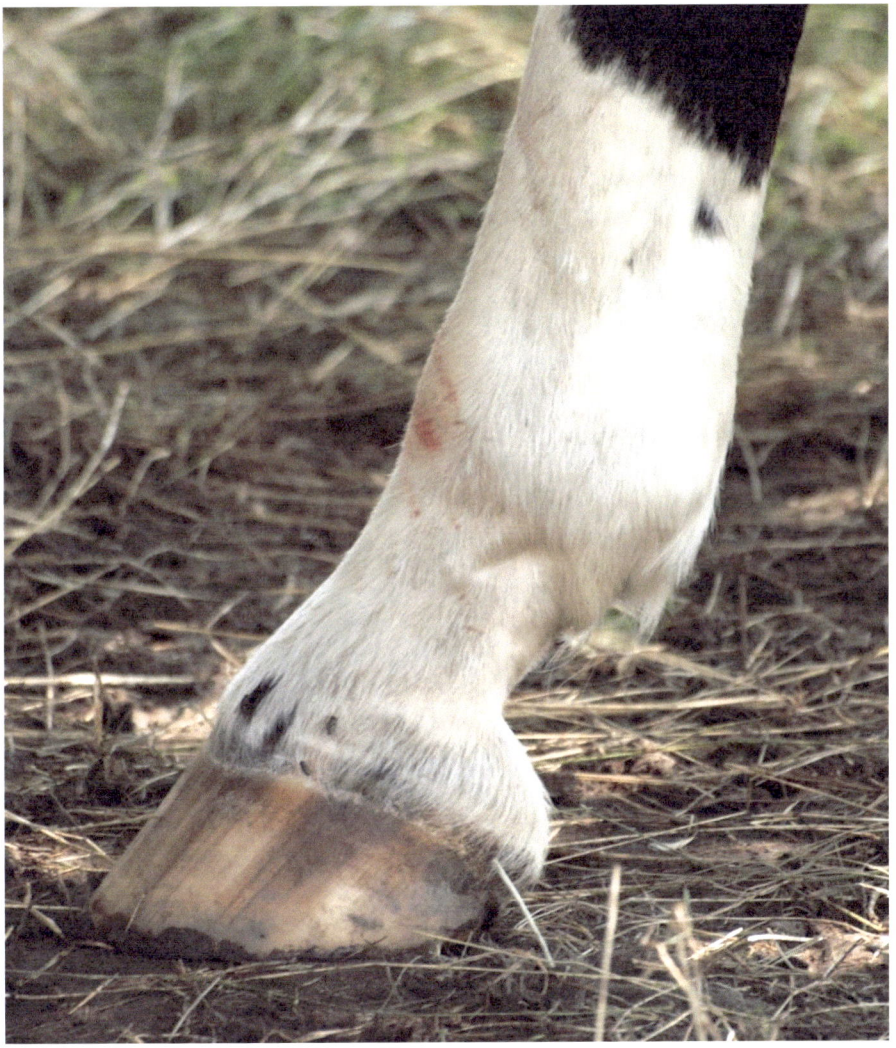

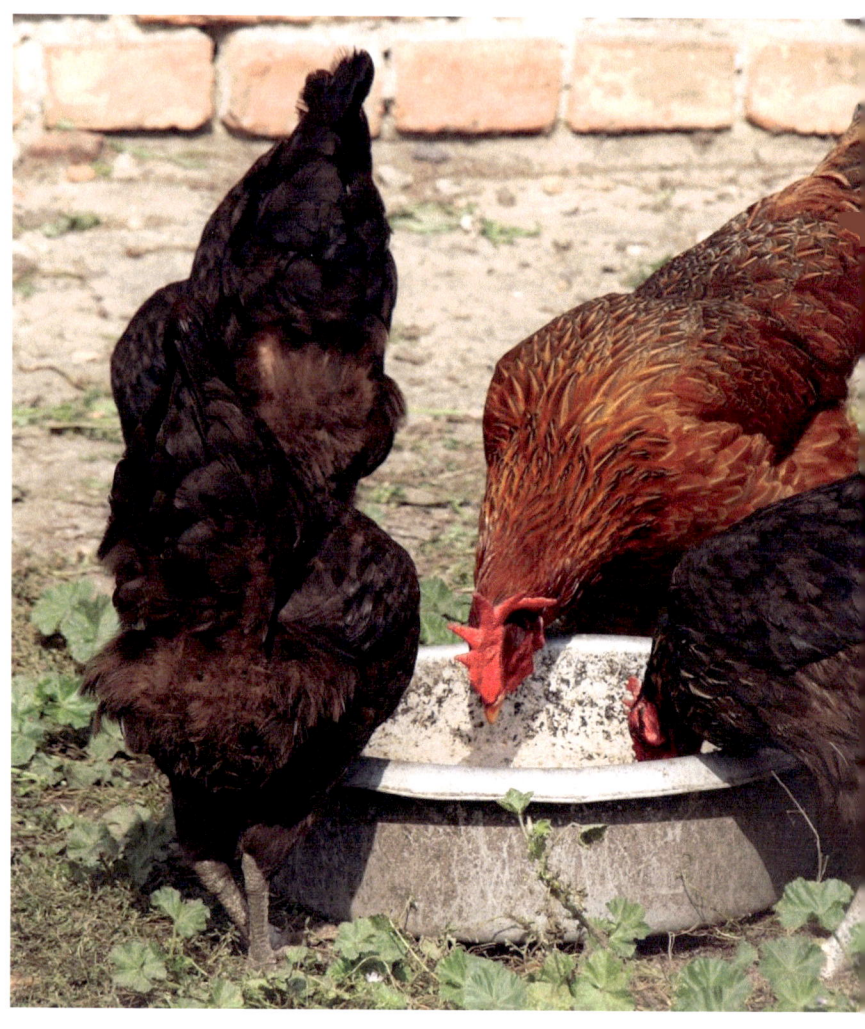

Glukagon

2.15 NERVENSYSTEM

Neuron	Der <u>neue</u> Arbeitskollege <u>Ronn</u> hatte seine **Nerven** noch nicht im Griff und eckte deshalb mit allen Kollegen an.
Neurit (efferent)	Der <u>Neue</u> <u>riet</u> mir meine **Nerven wegzuleiten** (aus dem Spiel lassen)**,** um meinen **Motor** doch noch bewegen zu können. Das wäre **effizient.**
Dendrit (afferent)	<u>Den</u> <u>drit</u>ten Hirn**nerv** kann man als besonders **sensibel** bezeichnet, weil er das **empfindliche** Auge versorgt. Bei **Affen** funktioniert es besonders gut.
Synapse	Die neusten <u>Siena</u> (Stadt in der Toskana) <u>Apps</u> wurden immer wieder als Werbeblock zwischen **geschaltet** und das **nervte** tierisch beim Recherchieren.
Encephalon/Cerebrum	Die Antwort (<u>ance</u>) war der <u>Ballon</u> und der hatte Ähnlichkeit mit einem menschlichen **Gehirn.**
	„<u>Kehre</u> <u>um</u>!" sagte ihm seine logische Seite seines **Gehirns**

während die Gefühlsseite weiter wollte.

Medulla spinata

Die M<u>edi</u>ziner rieten <u>Ulla</u> viel <u>Spinat</u> zu essen, weil er angeblich auch das **Rückenmark** wie bei Popeye stärken sollte.

Sympathicus

<u>Sympathisch</u> ist uns ein <u>Kuss</u>, denn er kann unsere Stimmung anheben und somit auch unsere **Leistungsfähigkeit, nerval gesteuert, steigern.**

Vagus

<u>Wagen</u> wir <u>uns</u> in die dunkle Nacht ins Freie? Obwohl **der Bremser des vegetativen Nervensystems** unsere Lebensgeister blockiert.

Ganglion

Der Strom<u>gang</u> kann <u>glühn</u>, wenn man ihn ver**knotet.**

Meningen

In <u>Meiningen</u> kam es zum Ausbruch der gefährlichen **Hirnhaut**entzündungen.

Dura /Pia

<u>Dura</u> und <u>Pia</u> sind **Mütter.** <u>Dura</u> ist **hart**herzig und <u>Pia</u> ist **weich**herzig zu Ihren Kindern.

Arachnoidea	Die dritte im Bunde die <u>Arachnoidea</u> schlichtet dazwischen mit einem **Spinnennetz.**
Epilepsie	Beim <u>Epilieren</u> verlor <u>Sie</u> die Kontrolle und bekam einen **Anfall von Fallsucht (generalisierter Krampf).**
Paralyse	<u>Pa</u> hat bei <u>Aral</u> seine Frau <u>Liese</u> vergessen und deshalb bekam die Arme vor Schreck eine **vollständige Lähmung** im Gesicht.
Parese	<u>Pa</u> war ein <u>Riese</u> und seine Wirbelsäule hatte das schnelle Wachstum nicht verkraftet. Er hatte demzufolge Anfälle von **unvollständigen Lähmungen** in den Beinen.

Paralyse

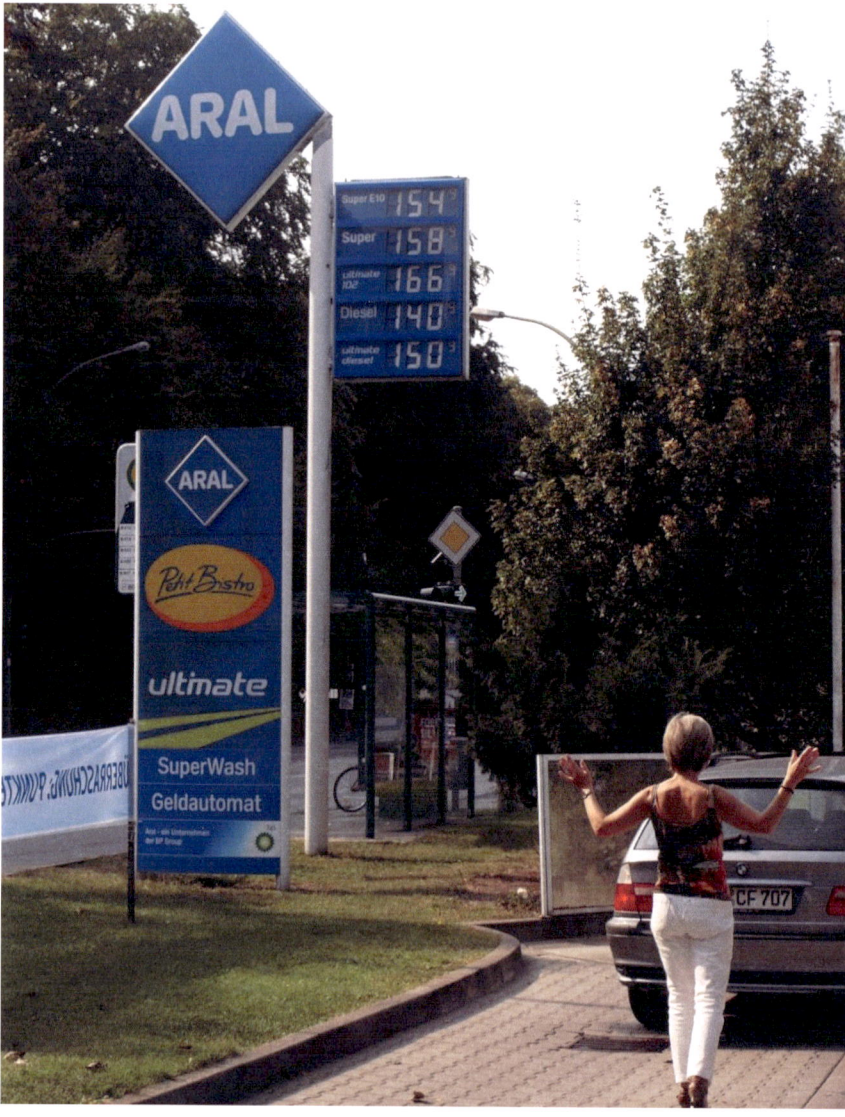

2.16 AUGE

Oculus	Oh! Es kullerte bei uns vorbei. Die Murmel sah aus wie ein **Auge.**
Ophthalmus	Oft träumte er, dass er ins Tal muss zu ihr, denn sie hatte wunderschöne blaue leuchtende **Augen.**
Bulbus	Der Redbullbus der Leipziger Fußballer war so auffällig plakatiert, dass einigen Damen beim Hingucken fast die **Augäpfel** herausfielen.
Cornea	Ein Sandkorn hatte Evas **Hornhaut des Auges** verletzt.
Keraton	Kiera hatte einen so hohen Ton beim Singen angeschlagen, dass ich das Gefühl hatte, dass nicht nur meine Trommelfelle gleich platzten sondern auch meine **Hornhäute der Augen.**
Sklera	Es klären sich manche Probleme mit der Zeit. Aber manchmal muss man genau hinsehen, dass sogar das

weiße vom Auge (harte Augenhaut) herauskommt, um zu einer Lösung zu gelangen.

Chorioidea

Der Chor der Albinos hatte die Idee, während des Auftritts so nahe an die Kamera zu treten, dass das Blut ihrer **Aderhäute** kräftig rot zu sehen war.

Retina

Das „Re" von Tina beim Skatspiel kam so euphorisch, dass die **Netzhäute** ihrer Augen funkelten.

Iris

Iris hatte eine dunkelbraune **Regenbogenhaut.**

Pupille

„Pups"; die Einnahme der Pille hatte Wirkung gezeigt. Außerdem waren auch die **Sehlöcher** verkleinert.

Miosis

Eine Mio Schulden sitzt mir im Nacken und das blendet mich auch so stark, dass meine **Pupillen total verengt** sind.

Mydriasis	Die <u>müde</u> Sendung vom <u>RIAS</u> <u>ist</u> nicht imstande unser Interesse zu wecken und somit unsere **Pupillen zu weiten.**
Lens	Der <u>Lenz</u> war kaum zu spüren. Nur durch die **Linse** betrachtet, konnte man erste Frühlingsboten sehen.
Corpus vitreus	Der <u>Körper</u> der <u>Vitrine</u> war fast so rund wie der **Glaskörper des Auges.**
Akkommodation	<u>?</u>
Blepharon/Palpebra	Die <u>Blässe</u> des <u>Pharao</u> und seiner Gattin <u>Palpebra</u> war nicht verwunderlich, denn sie hatten schon vor tausenden Jahren ihre **Lider** für immer geschlossen.
Conjunctiva	Die <u>Konjunktur</u> war so rasant, dass <u>Iva</u>, der Börsenmaklerin die **Bindehäute** vor Freude tränten.
Orbita	Der <u>Orbit</u> ist auch eine Kugel wie die **Augenhöhle.**

Glaukom	Wenn man in das Naturschutzgebiet <u>Glau</u>er Tal <u>kommt</u>, kann vielleicht sogar „**Grüne Stare**" **(erhöhter Augeninnendruck)** zu Gesicht bekommen.
Katarakt	In <u>Katar</u> gibt es neben <u>Akt</u>aufnahmen auch Bilder von „**Grauen Staren**" **(Linsentrübung).**
Ektropium/Entropium	Er kam um die <u>Ecke</u> ins <u>Entree</u> des Hotels mit dem <u>Opium</u>. Als er die Polizei bemerkte, zitterten seine **Lider nach außen und innen** im Wechsel vor Erregung.
Nystagmus	Die Ernte der <u>Nüsse</u> des <u>Tages</u> <u>mussten</u> heute noch verarbeitet werden, sonst würde der Chef vor Rage **Augapfelzittern** bekommen und Sanktionen erlassen.

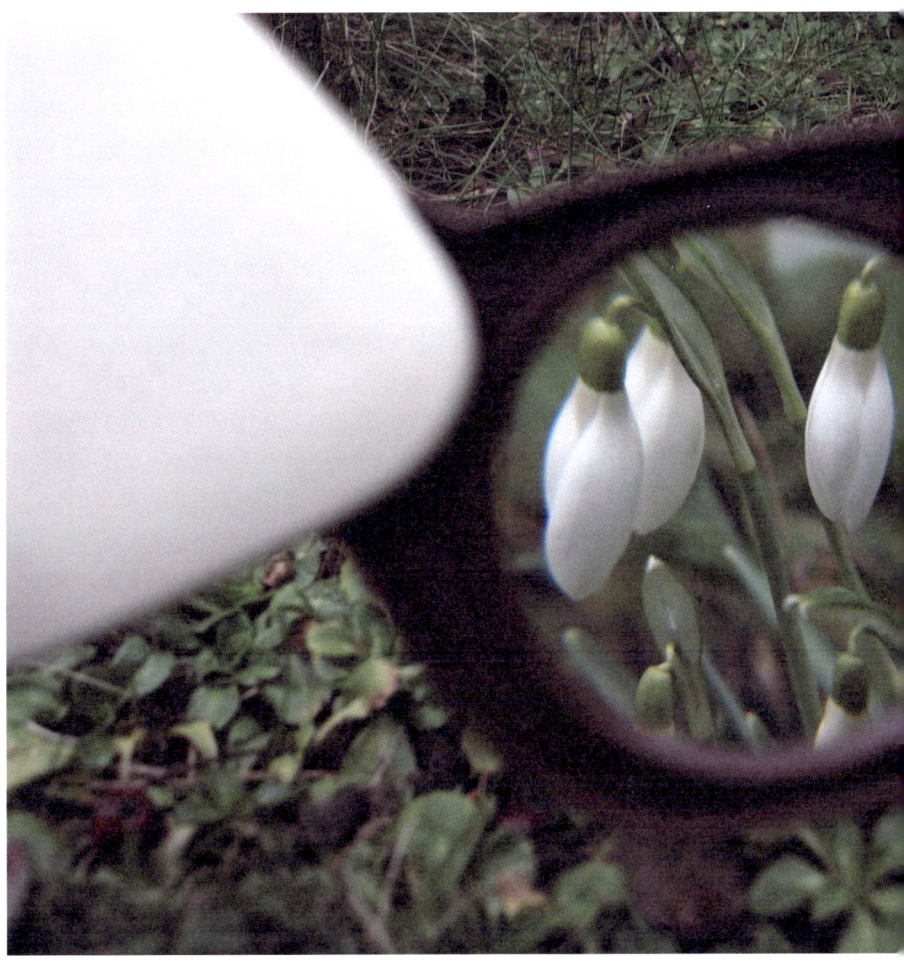

Lens

2.17 OHR

Auris/Otis

„Au ein Riss im **Ohr**": bemerkte sie nach dem Sturz bei Glatteis." Oh dies sieht böse aus. Wir müssen gleich zum Arzt das **Ohr** nähen lassen." sagte er besorgt.

Auricula

„Au Backe, da kommen die Schweizer, die haben doch das Ricola-Bonbon erfunden. Sie haben uns wohl doch gehört mit ihren Riesen**ohrmuscheln.**"

Cerumen

„Kehr um Mensch" sagte der Kumpel. „Wasch dich erstmal richtig bevor du zum Date gehst. Bei dir guckt ja noch das **Ohrenschmalz** heraus."

Cochlea

Der Koch sagte zu Lea: „Zuerst die **Schnecken** vorbereiten und dann die Soße."

Vestibulum

Der Westi lief um den Bullen herum und kläffte ständig dabei. Er blieb aber auf Sicherheitsabstand im **Vorhof** des Stalls.

3 ALLGEMEINE PATHOLOGIE

Morbus/Pathos	Ins Moor fuhr der Bus mit den Patern. Sie wurden alle nass und **erkrankten**. Schade!!
Noxe	Die schöne Ausstrahlung der Nixe **schädigte** die Seefahrer so sehr, dass sie **erkrankten**.
Symptom	Der sympathische Tom hatte auch hinter der Fassade **Krankheitszeichen**, die auf eine Psychose hindeuteten.
Inflammatio	Wenn der Körper in Flammen aufgeht, hat er eine **Entzündung**.
Rubor/Calor/Tumor/ Dolor/Functio laesa	Rubi hatte **rote,** Carlo hatte **warme,** Tom hatte **geschwollene** und Dolores hatte **schmerzhafte** Ohren beim Spielen im Schnee bekommen. Aber alle 4 **hörten nicht** auf (Funktionsstörung) trotz Mama`s Rufen.
Exsudat	Ihr Ex aus dem Sudan hatte eine chronische

Bindehautentzündung. Es kam ständig **Entzündungsflüssigkeit** aus seinen Augen gelaufen.

Pyos	Pia und <u>Pyos</u> haben eine **eitrige** Rhinitis.
Abszess	Er hatte das Partei <u>–Abz.</u> ge<u>ess</u>en, um sich in der Gruppe nicht zu verraten. Daraufhin bekam er eine **Eiterbeule** im Mundraum.
Phlegmone	Der haarlose <u>Fleck</u> von <u>Mona</u> der Araberstute am linken Hinterbein rührte von einer alten verheilten **eitrigen Entzündung der Unterhaut** her.
Empyem	Das englische <u>Empire</u> (Königreich) breitete sich im 18. Jahrhundert wie eine **eitrige Entzündung in der natürlichen Restwelt (Höhle)** aus.
Nekrose	Er <u>neck</u>te sie so lange mit der <u>Rose</u> bis sie schlechte Laune hatte und die Blume **verwelkt (tot)** war.

Ulcus	Aus <u>Ulk</u> schenkte er ihr einen <u>Kuss.</u> Sie hatte sich aber geekelt vor ihm und bekam deshalb ein **Geschwür** am Mund.
Degeneration	Der <u>Generation</u>enkonflikt ist vorprogrammiert durch sich ständig verändernde Rahmenbedingungen. Beide glauben, dass die anderen **entartet** sind.
Atrophie	„<u>Ah</u> so eine schöne <u>Trophäe</u>"; sagte der Jäger als er den kapitalen Hirsch im Fernglas sah. "Wenn du den letzten Hirsch in deinem Revier auch noch erlegst, werden bald alle Hirsche **verschwunden** sein." erwiderte sein Kumpel auf dem Hochsitz.
Insuffizienz	<u>Im Suff</u> hatte seine Emin<u>enz</u> den Verstand verloren und war zu **schwach** sein Amt weiter auszuführen.
Ödem	<u>Ehe</u> <u>dem</u> jemand ihr zu nahe kommen könnte, würde sich bei ihr vor Angst **Wasser z.B. in der Lunge ansammeln.**

Emphysem	Emma´s <u>Füß</u> <u>sem</u>melten schon lange in der Sonne, dass sich schon **Luftblasen unter der Haut** gebildet hatten.
Allergie	Wenn <u>alle</u> <u>Regie</u> führen wollen, kommt es wahrscheinlich zum Chaos und zu **Überempfindlichkeitsreaktionen** der Beteiligten.
Anaphylaxie	<u>Anna</u> <u>fühlte</u> sich <u>lax.</u> Das waren vielleicht die Vorboten einer **allergischen Reaktion vom Soforttyp** nach einem Insektenstich.
mortal/letal	Die uralte Katze <u>Mohrle</u> kam in ihr Heima<u>ttal</u> zurück, um zu **sterben.**

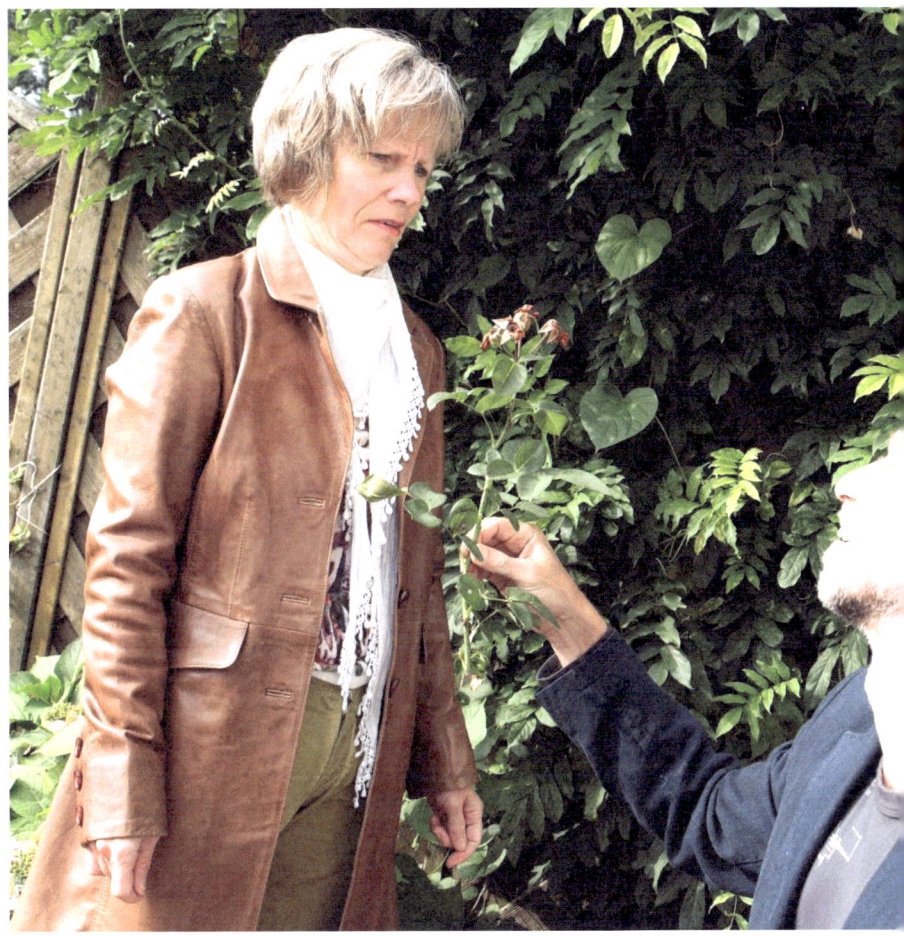

Nekrose

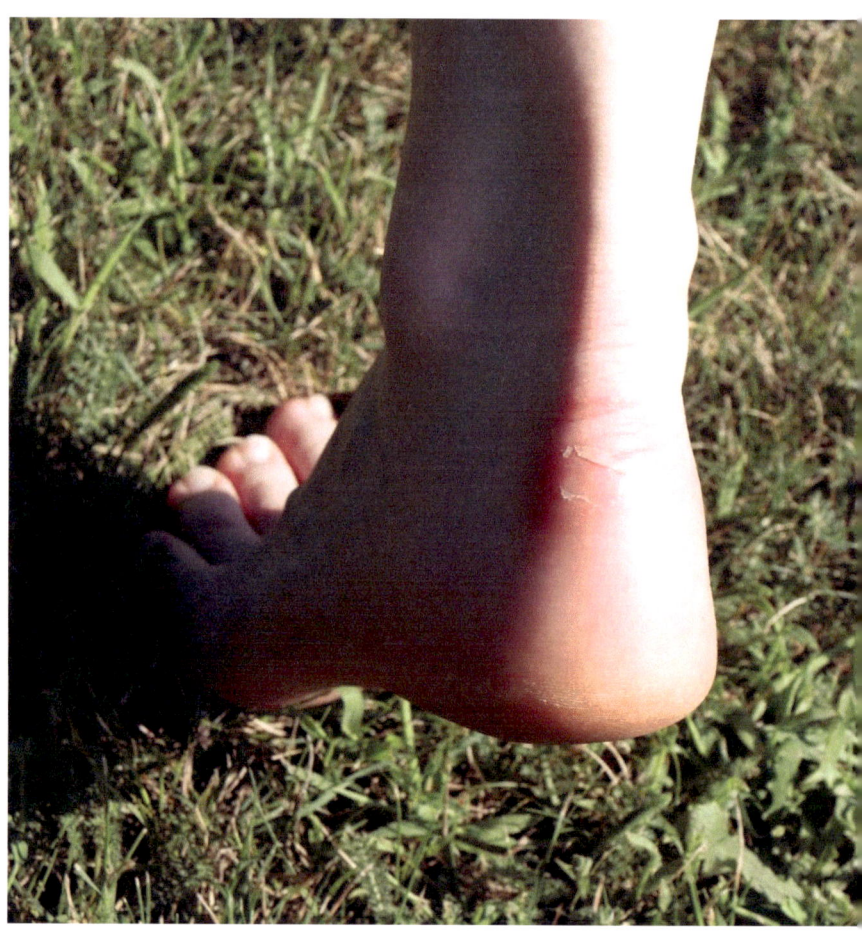

Emphysem

4 ALLGEMEINE INFEKTIONSLEHRE

Inkubation	In <u>Kuba</u> geht es den Menschen so schlecht, dass es nur eine Frage der **Zeit** ist, **bis das Fass überläuft. (Zeit von der Infizierung bis zum Ausbruch der Krankheit)**
Demie (Epi,En,Pan)	<u>Demy</u> Moore ist eine berühmte amerikanische Schauspielerin, welche die Hauptrolle spielte in einem Film über den Weltuntergang durch eine unbekannte **Seuche.** (Epi, Pan und En spielten auch mit)
Zoonose	Im <u>Zoo</u> vermutlich über die <u>Nase</u>, hatte sich das **Menschenkind vom Affen angesteckt.**
Sepsis	<u>Sepp sitzt</u> schon länger auf dem Klo, weil er sich eine **Blutvergiftung** mit Brechdurchfall und Fieber nach einer infizierten Verletzung zugezogen hat.
Tenazität	<u>Ten</u> (Zehn)tausend Euro <u>a</u> (pro) <u>Zitat</u> von der neu entdeckten unvorstellbaren **Widerstandsfähigkeit eines**

Erregers in der Umwelt wollte der Wissenschaftler von der Zeitung haben.

Affinität

Seinem Affen Zucker geben, bedeutet sprichwörtlich seiner **Vorliebe** nachgeben.

Antigen

?

Antikörper

?

immun

Im Mund ist man relativ **unempfindlich**, weil der Speichel antiinfektiöse Wirkung besitzt.

Virulenz

Das Virus der Katzenseuche ist im Lenz in den letzten Jahren oft besonders **giftig (gefährlich)** gewesen.

5 ERREGER

5.1 VIREN

Nucleokapsid

Was machst du nun Cleo, einkapseln oder nicht? Die Viren schützen ihren **Kern**

	(Nucleinsäure) durch eine **Eiweißkapsel.**
Envelope	Ein <u>Velo</u> (Fahrrad)-<u>Pe</u>dal hat beim Neukauf eine **Hülle** als Schutz drum herum.
Ikosaeder	Die <u>Ikone</u> <u>sah</u> <u>jeder</u> fasziniert in der Kirche an, denn sie hatte eine besondere **geometrische Form, welche aus 20 Dreiecken bestand.** (platonischer Körper)
Influenza	<u>In</u> <u>Flut</u>zeiten <u>entsa</u>gt man dem normalen Tagesablauf. Man muss sich schützen vor den Wassermassen oder auch gegen Ausbruch von Seuchen z.B. **der Grippe.**

5.2 BAKTERIEN

Kokken	<u>Koggen</u>, die alten Schiffe, hatten einen runden Rumpf vergleichbar mit **Kugelbakterien.**
Bazillen	In der <u>Bar</u> „Heinrich <u>Zille</u>" ist es bei Gästen zu einer Lebensmittelvergiftung durch **sporenbildende Bakterien** gekommen.

Spirochäten	Wie mit eingezeichneten <u>Spiralen</u> sah das Beet nach dem Unkraut<u>jäten</u> aus. Ein anderes optisches Gleichnis wären **Schraubenbakterien** auf einem mikroskopischen Bild.
Escherichia coli	Die <u>Esche</u> <u>riecht</u> nach <u>Kohl</u>, weil typische **Darmbakterien** im Kot waren, welcher an ihr haftete.
Salmonella	Die <u>Psalme</u> wurden <u>von</u> <u>Ella</u> so schlecht vorgetragen, dass einem übel werden konnte. Oder kam die Übelkeit etwa von **Bakterien, welche im Essen waren?**
Clostridium	Die <u>Klo´s</u> der berüchtigsten <u>Street</u> von London waren verseucht mit **gefährlichen anaeroben (ohne Sauerstoff lebend) Bakterien.**
Agar	Der <u>Acker</u> ist **Nährboden** für Pflanzen.

5.3 PILZE

Mykos/Fungi	Auf <u>Mykonos</u> (griechische Insel) <u>fungiert</u> der Bürgermeister wie ein

großer Schirm**pilz.** Er nimmt alle Schäfchen unter seinen Hut.

Myzel	A <u>Mützel</u> kann aus einem Stoff geflochten sein nach einem ähnlichen Bauprinzip wie ein **Pilzgeflecht.**
Penicillin	Der <u>Penis</u> war für <u>Celine</u> genauso wichtig zur Befriedigung ihrer Libido wie das **erste Antibiotikum (aus gleichnamigen Pilz gewonnen)** zur Heilung von bakteriellen Infektionen bei Mensch und Tier.
Aspergillose	Die <u>Absperrung</u> <u>gilt</u> als <u>lose,</u> weil die Gefährlichkeit der Ansteckung durch die **Gießkannenschimmelpilzerkrankung** gering ist.
Trichophytie	<u>Drei</u> <u>Jodler</u> <u>für</u> <u>die</u> Alpenkühe, welche an **Kälberflechte (Hautpilzerkrankung)**waren. Vielleicht hilft´s ja, dachte der Bauer.
Candida	Der nächste <u>Kandidat</u> (Patient) machte dem Tierarzt bei der Diagnostik zu schaffen. Er vermutete eine **Hefepilzinfektion** im vorderen Verdauungstrakt des Hundes.

5.4 PARASITEN

Protozoe

Der ursprünglichste Prototyp für einen Zoo wäre **tierischer Einzeller** z.B. eine Amöbe, denn sie waren mit die ersten Lebewesen auf der Erde.

Flagellaten

Flaggen und Laternen haben im Gegensatz zu den **beweglichen Einzellern** starre Stiele. Diese Einzeller besitzen Geißeln.

Trichomonas

Die Striche von Mona´s Zeichnung sahen aus wie die Geißeln von **tierischen Einzellern, welche z.B. Scheidenentzündungen auslösen können.**

Trypanosomen

Der Verdacht auf Tripper war für ihn ein schreckliches Omen, aber die Untersuchung bestätigte den Verdacht nicht. Er hatte eine Vorhautentzündung durch **bestimmte Geißeltierchen** verursacht.

Kokzidiose

„Du, Koch zieh die Hose hoch, auch wenn du Durchfall durch

Sporentierchen hast und ständig auf die Toilette musst. Es wirkt im Lokal unappetitlich."

Toxoplasmose	Durch <u>Toxon</u> (Gift) hatten wir im Wald <u>blasse</u> <u>Moose.</u> Die schwangere Biologin, die die Vergiftung diagnostizierte, war selber blass durch die Infektion mit **typischen Sporentierchen von ihrer Katze.**
Babesien	In der <u>Bar</u> war der Eischnee<u>besen</u> vermutlich mit den **Blutparasiten(Hundemalaria)** kontaminiert worden.
Vermes/Helminthen	Etwas <u>Wärmeres </u>als ein <u>Helm</u> <u>in</u> <u>den</u> Wintermonaten hatte sich der Bauarbeiter schon vorgestellt. Wenn man friert ist man anfälliger auch gegenüber **Würmern.**
Zestoden/Trematoden Nematoden	<u>Extrem</u> <u>nehmen</u> in verwahrlosten Tierhaltungen der Befall mit **Band,-Saug-und**

Rundwürmern zu, die aber selten mit dem Tod enden.

Taenia saginata

„Tee sollte man nie aus nicht ausgekochten Gläsern trinken" sagte die Frau in Natal in Afrika. Die Gefahr der Ansteckung z.B. vom **Rinderfinnenbandwurm** ist groß. (fachlich inkorrekt)

Echinococcus

Die Echos der Leber des Cockerbesitzers sprachen für eine Infektion mit dem **Hülsenbandwurm.**

Dipylidium

Die Pili (Haare), die sich um den Hund Struppi lose verteilt hatten und sein „Schlittenfahren", zeigten an, dass Struppi eventuell mit dem **gurkenkernähnlichen Bandwurm** befallen war. Außerdem hatte er Flöhe, welche die Zwischenwirte dieses Bandwurms sind.

Ascaris

Das Car ist durch Europa kreuz und quer gefahren vergleichbar mit der Körperwanderung von

Spulwürmern in befallenen Wirten.

Ancylostomen	<u>An</u> Tagen mit <u>kühlen</u> <u>Stürmen</u> ist die Gefahr einer dermalen **Hakenwurm**infektion groß, weil die Tiere dann aktiv werden. (entspricht nicht der Wahrheit)
Trichinen	<u>Drei</u> <u>Chinesen</u> mit einem Kontrabass erzählten sich was… u.a. dass der Verzehr von rohem Schweinfleisch zu einer gefährlichen **Rundwurminfektion v.a. der Muskeln beim Menschen** führen kann.
Capillaria	Die Haargefäße nennt man <u>Kapillaren</u> und die **Haarwürmer** genauso.
Filarien	Zu <u>viel</u> <u>Arien</u> sang der Tenor, dass ihm schon **Fäden (Fadenwürmer)** aus den Ohren kamen.
Dictylocaulus	Der <u>dicke</u> <u>Tilo</u> hatte keine <u>Kaulust</u> mehr, weil er durch

einen **Lungenwurm**befall sehr schweratmig war.

Oxyuren

Nach dem Ochsengebrüll konnte man die Uhren im Dorf stellen. Es stellte sich kurz vor der Fütterung ein. Nur heute war nichts zu hören, denn sie waren durch **Pfriemenschwanz (Dickdarmwürmer)** befall geflüchtet.

Trichuris

Bedrich Smetanas Uhr ist im Museum in Prag zu sehen, die Uhrkette hat Ähnlichkeit mit einem **Peitschenwurm** ein schmaler Anfang und ein dickes Ende.

Scolex

„Scal": sagte die Ex zu ihrem Verflossenen und bohrte dabei ihre langen Fingernägel, wie ein **Bandwurmkopf** in die Darmschleimhaut, in seine Wange.

Proglottide

Die Internetadresse von Frau Lotte Prog: Proglotti.de bedeutet wörtlich **Bandwurmglied.** Wenn die

	das wüsste, hätte sie bestimmt eine andere.
Arthropoda	„Artur du hast was am Po, da!": sagte seine Frau. „Ach bestimmt nur ein kleines Vieh eine Fliege oder Spinne"; erwiderte er. „Diese Tiere nennt man **Gliederfüßer**"; mischte sich der Sohn neunmalklug ein.
Arachnida	„A der Rach (Restauranttester) ist nie da, wenn man ihn braucht. In unserer Küche wimmelt es von **Spinnen**". Klagte die verzweifelte Köchin.
Ixodes ricinus	„Ick hol das Rizinusöl, um den **Holzbock** zu ersticken."; sagte die Berliner Hausfrau. „Ist aber falsch"; sagte der Experte.
Demodex	Die Demo auf den Schiffdecks der argentinischen Rinderhautexporteure hatte wenig Aussicht auf Erfolg, denn ihre Rinderhäute waren durch **Haarbalgmilben**

mikroskopisch klein durchlöchert und somit minderwertig.

Sarcoptes	Der <u>Sarg</u> war <u>optisch</u> von weitem tadellos, aber von Nahem betrachtet, hatten ihm die **Grabmilben** viele Löcher zugefügt.
Otodectes	<u>Otto</u> <u>deckt</u> <u>es</u> ab, das Ohr seine Katze, aber die **Ohrmilben** stört das wenig.
Cheyletiella	Über <u>Keile</u> wurde der Patient fixiert. Das gewonnene Hautgeschabsel kam auf einen kleinen <u>Teller</u> zur Untersuchung auf **bestimmte Raubmilben.**
Stenocephallus	<u>?</u>
Myiasis	Ein <u>müdes</u> <u>IA</u> <u>setzte</u> der kranke Esel ab. Er hatte massiven **Fliegenmadenbefall.**
Gastrophila	Ein <u>Gast</u>, welcher nicht aus den <u>Tropen</u> kommt, sondern einheimisch ist, hatte sich die

Stute Hila eingefangen. Sie war abgemagert und hatte stumpfes Fell. Die Endoskopie zeigte **Magendasselfliegenlarven.**

Linognathus

Lino erhielt Gnade von uns und durfte wieder mitspielen, obwohl er **Läuse** gehabt hatte.

Trichodectes

?

6 DIAGNOSTIK UND THERAPIE

Anamnese

„Anna hatte am Näschen in den letzten Tagen Ausfluss." Sagte ihre Mutter **vorberichtlich** dem Kinderarzt.

Signalement

Die spezifischen Signale, welche die Tiere optisch vehement zeigen, ist ihre **unverwechselbare Kennzeichnung.**

Adspektion

Ed hatte zu viel Speck auf den Rippen. Er hatte die Intention abzunehmen, weil seine Verfettung schon weitem **sichtbar** war.

Palpation	Das Hundefutter <u>PAL</u> steigerte bei meinem Teckel die Jagd<u>passion</u> derart, dass er mir manchmal entwischte. Danach musste ich ihn immer gründlich **abtasten,** um alle Zecken zu finden.
Perkussion	<u>Per</u> (durch) <u>Kuss</u> und Schulter**klopfen** feierte die Un<u>ion</u> ihren Wahlsieg.
Auskultation	<u>Aus</u> <u>Kult</u>gründen wurde die neue Radio<u>station</u> neben dem alten Funkerberg in Königs Wusterhausen errichtet. Außerdem war der Sender von hier aus optimal **zu hören.**
Plessimeter	Die <u>Blässe</u> war nach so vielen <u>Metern</u> Laufstrecke als Überbelastungssymptom erklärlich. Ob die Lungenfunktion eingeschränkt war, wurde vom Arzt grob durch Abklopfen mit Hilfe einer **gebogenen Metallunterlage** zwischen den Rippen geprüft.
Adipositas	<u>Addi</u> sah es als <u>posi</u>tiv an, <u>dass</u> er seine **Verfettung** durch mehr Bewegung verringert hatte.

Kachexie	Wetterfrosch <u>Kachel</u>mann war durch die Verleumdungskampagne eine seiner <u>Ex</u>-Geliebten **völlig abgemagert.**
Febris	<u>Febr</u>uar <u>ist</u> oft die Zeit für Erkältungen, die manchmal sogar mit **Fieber** einhergehen.
Apathie	Die <u>aparte</u> Dame, <u>die</u> dort drüben, war dem ganzen Geschehen **teilnahmslos** eingestellt.
Somnolenz	War es im <u>Som</u>mer? <u>No</u> im <u>Lenz</u> leiden viele an **extremer Schläfrigkeit.**
Koma	„Nun mach aber mal einen Punkt und nicht immer nur ein <u>Komma,</u> sonst wirst du vor lauter Arbeit noch mal **bewusstlos** werden.
Exsikkose	Auf <u>Ex </u>tranken die Männer ihr Bier aus. Die edle Flüssigkeit ver<u>sickerte</u> dabei in Ihren Kehlen. Die Gläser waren nach dem Akt alle **ausgetrocknet.**

Biopsie	Bei der OP sah sie zu, wie ihrem Liebling eine **Gewebeprobe** zur Diagnostik entnommen wurde.
Insufflation	Im Suff flatulierte er häufig, dass bedeutet **Luft** entwich rektal, welche vorher beim hastigen Trinken **mit aufgenommen** wurde.
Sonographie	„So ne Fotografie mit Wurm (Fetus) kriegt man vom Höhlenforscher"; erklärte die schwangere Berlinerin ihrem Göttergatten nach der **Ultraschalldiagnostik.**
Transducer	Der Transvestit war ein Warmduscher. Er hatte Angst vor der anstehenden Ultraschalluntersuchung besonders vor dem Aufsetzen des **Schallkopfes** auf seiner Haut.
Impedanz	Im Pedantendasein stößt man oft auf **Widerstände** seiner Mitmenschen, meist **akustischer Natur.**
Szintigraphie	Sinti und Roma werden oft wegen ihrer besonderen Lebensweise fotografiert. Aber moderne **medizinische Diagnostik z.B.**

radioaktive **Schilddrüsendiagnostik** wird ihnen aus wirtschaftlichen Gründen nur höchst selten zuteil.

Galvanisation	Egal ob <u>Van</u> oder Kleinwagen deren Batterien erzeugen **Gleichstrom.**
Faradisation	An der <u>Fahrradstation</u> konnte man sein Elektrofahrrad sowohl mit **Gleich-** als auch mit **Wechselstrom (Kombination)** aufladen **(behandeln)** lassen.
Iontophorese	Aus einem <u>Ionentopf</u> <u>reisen</u> die **Medikamentenionen von einem Pol zum anderen und durchströmen dabei das Gewebe.**(entgegengesetzte ziehen sich an)
Kaustik	Ein <u>Kaustick</u> ist Gegenstand zum Kauen für Hunde und gleichzeitig bedeutet dieser Begriff ein **Verfahren zur Gewebszerstörung mit hohen Temperaturen bis 800 °C.**
Kryopen	<u>?</u>

Homöopathie

Auf der Homoparty treffen sich wörtlich gesehen Gleichgesinnte zum Wohlergehen. Ähnlich wie bei der **Therapieform bei der man die gleichen Substanzen zur Heilung einsetzt, welche ein Leiden auslösen nur in wesentlich geringerer Dosis.**

Akupunktur

Aku der finnische Punk ging wieder auf Tour. Besonders auffällig waren bei Ihm die vielen **eingestochenen Nadeln** am Kopf.

7 BETÄUBUNGSLEHRE

Anästhesie	An Ästen von Nerven der Hand wurde sie **betäubt.**
Analgesie	Anna die Alge ist **schmerzunempfindlich** im Gegensatz zu uns und unseren Haustieren.
Exzitation	Vom Ex, die alten Zitate, **regen** sie immer besonders **auf.**
Asphyxie	Elvira, das Aas, fügte sich erst im Streit kurz bevor die **Atemlähmung** einsetzte.
Amnesie	Am Nessi, dem besagten Ungeheuer aus Schottland, scheiden sich die Geister. Die es gesehen haben wollen, sind angeblich aus Angst **bewusstlos geworden** und haben danach **alles vergessen.**
Sedativa	„Seh da tief in den Abgrund deiner Seele! Vielleicht kann es dich **beruhigen,** wenn du dich selbst erkennst"; sagte Psychologe zu seinem Patienten.

Neuroleptika	Die <u>neue</u> <u>Rolle</u> des Spitzenturners hatte eine tolle <u>Optik,</u> welche **beruhigend und dämpfend** auf das Publikum wirkte.
Tranquilizer	Die neue <u>Tränke</u> der Pferde ist viel <u>leiser</u> als die alte. Beim Saufen geraten sie jetzt fast in einen **hypnotischen Zustand.**
Barbiturat	Die <u>Barbi</u> <u>tut</u> die Kinder gut be<u>raten</u>, dass sie fast wie **betäubt** sind.
Lidocain	Im <u>Lido</u> sah <u>Kain</u> so aufregende Sachen, dass er hinterher **an einigen Körperstellen (lokal) betäubt** war.

8 OPERATIONEN

Exstirpation	Der Expartner stirbt trotzdem langsam vor sich hin, nach dem ihm ein bösartiger Tumor durch eine Operation **vollständig herausgeschält** wurde.
Trepanation	Drei Panflöten erregten die rumänische Nation, denn sie waren durch **Ausbohren von Knochen** von fossilen Tieren hergestellt worden.
Amputation	Bei Medikamenten-Ampullen wird auch ein **Ende entfernt**, wie bei der OP, wenn ein **endständiges Organ entfernt** wird.
Plastik	Eine **Plastik** ist in der Regel nicht aus Plastik, sondern ein bildhauerisches Kunstwerk oder eine **operative Wiederherstellung der natürlichen Körperverhältnisse.**

Anastomose	Annas Tom hatte eine Hose an, welche **eine vollständige Naht** an einem Hosenbein aufwies. Es musste demzufolge mal abgetrennt gewesen sein.
Kürettage	Bei der Kür, welche eine Etage höher stattfand, hatte sich der Sportler so verletzt, dass bei ihm unter anderen eine **Ausschabung seiner Wunde** vorgenommen werden musste.
Cerclage	Die sehr scharfe Klage eines Klienten machte dem Tierarzt Sorgen. Es ging um eine Komplikation nach einer **Drahtumschlingung als Frakturbehandlung** bei einer Katze.
Dränage	Drei Nagetiere hatten Wunden nach einer Beißerei. Die Wundbehandlung schloss auch eine **Ableitung von Wundflüssigkeit (Exsudat)** ein.
Biopsie	Bei der OP sah sie zu. Es wurde bei ihrem Hund eine **Gewebeprobe zur Diagnostik** entnommen.

Ligatur	Man war bestrebt vom Sportverband der <u>Liga</u> größere <u>Touren</u> der Mannschaften zu **unterbinden.**
Nahtdehiszenz	<u>?</u>
Fistel	Die <u>FIS</u> <u>tel</u>efonierte, um einen Experten zu bekommen, welcher die Skipiste, mit Hilfe **künstlicher Gänge** zur Wasserabführung, präparieren könnte. Das anstehende Rennen könnte dann vielleicht doch stattfinden.
Decubitus	<u>Die</u> <u>Kuh</u> <u>bittet</u> <u>uns,</u> ihr Festliegen zu beenden, da sie sonst **Wundliegestellen** bekommen würde.

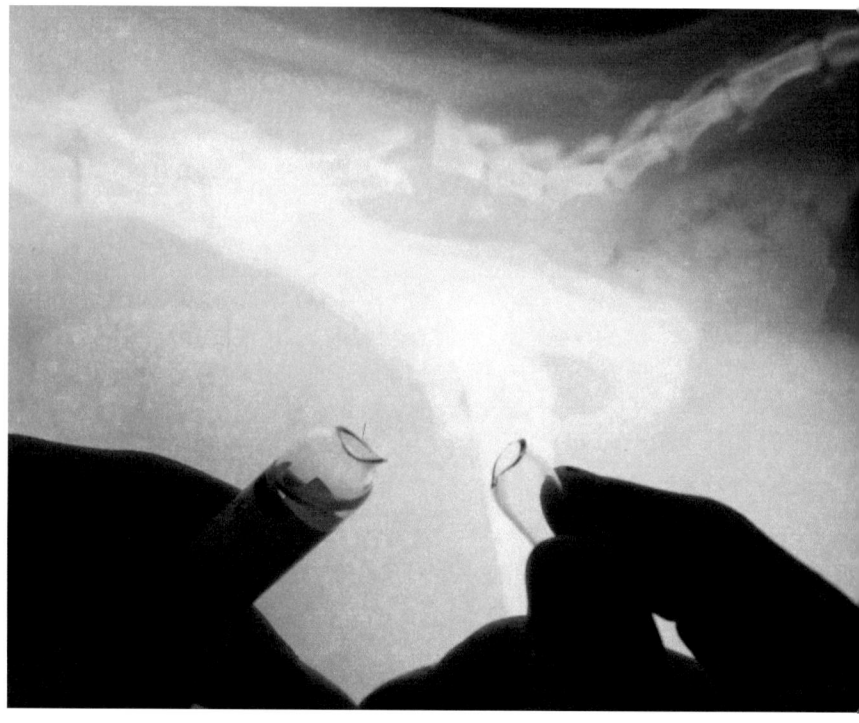

Amputation (Schwanz einer Katze induziert)

9 INSTRUMENTE

Specula

Der Tierarzt hatte sich verspekuliert, denn das gewählte **Spreizinstrument für die Scheide** war zu kurz bei dieser Hündin, um den Harnröhreneingang sehen zu können.

Trokar

Der Trecker hatte einen Plattfuß. Jemand hatte mutmaßlich mit einer **Ablassspezialkanüle (Spitze, Hülse, Griff)** die Luft aus dem Reifen entweichen lassen. Normalerweise lässt man damit die überflüssige Luft aus dem Magen oder Darm.

Katheter

Der Katheder mit „d" ist ein Rednerpult und der mit „t" ein **röhrenförmiges Instrument zum Gewinnen von Körperflüssigkeiten aus Hohlorganen.**

Mandrin

„Man ist er drin?"; fragte die TFA den Azubi. Gemeint war der **lange Stöpsel der Venenverweilkanüle.**

Fetotom

Von der Fete kam Tom zurück, als es für das Fohlen seiner Stute schon zu spät war. Es konnte nur noch tot mit einem **Drahtsägeinstrument** in mehreren Teilen aus der Gebärmutter entfernt werden.

10 ARZNEIMITTELKUNDE

Solution	Ein Salut dem Ion, welches sich sowohl in **Wasser oder Öl auflösen** kann.
Tinktur	Die persönlichen Dinge des Musikers gingen mit auf Tour. Er verlor nach und nach immer mehr davon, weil er sich zunehmend **im Alkohol auflöste.**
Lotion	?
Suspension	Ein Suspensorium schützt die edlen Teile des Torwarts, dass sie sich bei harten Schüssen nicht **aufschwemmen** können.
Emulsion	In Emu-Eiern aus dem Ort Sion hat man Embryos gefunden die **in zwei nicht mischbaren Flüssigkeiten schwammen.**
Suppositorium	Nach der Suppe positionierten sich die Esser um die Toilette, weil sie Bauchkrämpfe hatten. Einige Vomitierer applizierten sich **rektal Zäpfchen**, um ihr Leiden zu bremsen.

Bolus	?
Anabolika	Anna bowlte überdurchschnittlich kraftvoll für eine Frau. Es kam der Verdacht auf, dass sie sich **dopte** mit **männlichen Geschlechtshormonen, welche die Muskelbildung förderten.**
Antidot	„An die dort musst du das **Gegenmittel** verabreichen. Sie wurde von einer Schlange gebissen"
Antiphlogistika	Gegen (anti) den Floh gestikulierte der Klient so übermäßig, dass er ein **entzündungswidriges Präparat** zur Heilung benötigte.
Hämostyptika	Die Häme kam so stereotyp von Tika herüber, dass einem das **Blut in den Adern stockte.**
Laxantia	Den hochgiftigen Lack, welchen Anita soeben beim Fingernägelkauen aufgenommen hatte, musste über **Abführmittel**gabe aus dem Körper entfernt werden.

11 GLOSSAR

Fachbegriff   Deutsch

A

Fachbegriff	Deutsch
Abdomen	Bauch
Abort	Fehlgeburt; Verwerfen
Abszess	eitrige lokale Entzündung unter Kapselbildung
Addison	Nebennierenrindenversagen
ADH	Antidiuretisches Hormon
Adipositas	Verfettung
Adrenalin	Stresshormon aus dem Nebennierenmark
Adspektion	äußere Betrachtung

Affinität	Vorliebe
Agar	Festnährboden für Bakterien(Alge)
Akkommodation	Linsenverformung entsprechend Entfernung des Objektes (scharfes Sehen)
Akupunktur	Therapieverfahren mit Nadeln oder Laser durch Reizung bestimmter Nervenpunkte
akzessorisch	anhängend
Allantois	fetaler Harnsack
Allergie	Überempfindlichkeits- reaktion
Alopezie	Haarausfall
Alveole (2x)	Zahnfach oder Lungenbläschen
Amnesie	Bewusstseinsausschaltung

Amnion	Fruchtblase
Amputation	Entfernung eines endständigen Organs
Anabolika	Hormone zum Körperaufbau
Analgesie	Schmerzausschaltung
Anamnese	Vorbericht
Anaphylaxie	allergischer Schock vom Soforttyp
Anastomose	Verbindung zweier Hohlorganlichtungen
Anästhesie	Narkose; Unempfindlichmachung
Ancylostomen	Hakenwürmer
Andrologie	Lehre der männlichen Geschlechtsorgane
Aneurysma	Blutgefäßaussackung

Angina	Verengung
Antibiotika	Mittel gegen Bakterien
Antidot	Gegenmittel
Antigen	Fremdstoff (immunologisch)
Antikörper	immunologisches Eiweiß, bindet Antigen spezifisch
Antiphlogistika	Mittel gegen Entzündung
Anus	Ring ;After
Aorta	Hauptschlagader
Apathie	Teilnahmlosigkeit
Arachnida	Spinnentiere
Arachnoidea	Spinnwebenhaut (Gehirn)
Arterie	Schlagader
Arthron	Gelenk

Arthropoda	Gliederfüßer
Articulatio	Gelenk
Ascaris	Spulwurmgattung
Aspergillose	Gießkannenschimmel-pilzerkrankung
Asphyxie	Atemlähmung
Aszites	Bachwassersucht
Atrium	Vorhof (Herz)
Atrophie	Gewebsschwund
Auricula	Ohrmuschel
Auris	Ohr
Auskultation	Abhören

B

Babesien	Blutparasiten

Barbiturat	Narkosemittel
Bazillen	sporenbildende Bakterien
Bil	Galle
Bilirubin	Gallenfarbstoff
Biopsie (2x)	Gewebeprobenahme
Blepharon	Augenlid
Bolus	Klumpen
Bos	Gattung Rind
Bronchus	knorpliger Lungengang
Bulbus	Zwiebel; Augapfel

C

Caecum	Blinddarm
Calor	Wärme
Candida	Hefepilz

Caniden	Hundeartige
Caninus	Hakenzahn; Fangzahn
Capillaria	Haarwürmer
Capriden	Ziegenartige
Caput	Kopf
Carpus	Handwurzel
Cauda	Schwanz
Cavum	Höhle
Cerclage	Verdrahtung
Cerebrum	Gehirn
Cerumen	Ohrenschmalz
Cheyletiella	Laufmilbengattung
Chole	Galle
Chorioidea	Aderhaut im Auge

Chorion	Zottenhaut (Plazenta fetalis)
Chylus	Fettlymphe
Clitoris	Kitzler
Clostridium	anaerobe sporenbildende Bakteriengattung
Cochlea	Schnecke
Collum	Hals
Colon	Grimmdarm
Conjunctiva	Lidbindehaut
Cor	Herz
Corium	Lederhaut der Haut
Cornea	Hornhaut des Auges
Corpus vitreus	Glaskörper
Costa	Rippe

Cranium	Kopf
Cortex	Rinde
Cushing	Nebennierenrinden-überfunktion
Cutis	Haut

D

Decubitus	Wundliegen (Hautnekrosen)
Degeneration	Entartung
Demie (Epi; Pan; En)	Seuche (Formen)
Demodex	Haarbalgmilbe
Dendrit	Astnerv (sensibel, afferent)
Dens	Zahn
Derma	Haut

dexter	rechts
Diabetes mellitus	Zuckerkrankheit
Diarrhoe	Durchfall
Diaphragma	Zwerchfell
Diastole	Füllungszeit am Herz
Dictylocaulus	Lungenwurmgattung
Digestion	Verdauung
Digitus	Finger
Dipylidium	Hundebandwurm
Discopathie	Bandscheibenerkrankung
distal	körperfern
Divertikel	Blindsack
Dorsum	Rücken
Dränage	Abfluss schaffen
Ductus deferens	Samengang(leiter)

Duodenum	Zwölffingerdarm
Dura mater	harte Hirnhaut

E

Echinococcus	Hülsenbandwurm(Hund), Fuchsbandwurm
Effloreszenz	oberflächliche Hautveränderung
Ejakulat	Samenflüssigkeit
Ektropium	Rolllid nach außen
Ekzem	oberflächliche Hautentzündung
Embolie	fortgeleiteter Thrombus oder Fremdkörper im Blut
Embryo	Frucht im Frühstadium

Emphysem 2 X	abnorme Gasansammlung (Lunge oder Unterhaut)
Empyem	Eiter in natürlicher Körperhöhle
Emulsion	Wirkstoff in 2 nicht miteinander mischbaren Flüssigkeiten
Encephalon	Gehirn
Endokrinologie	Wissenschaft der Hormone
Enter	Darm
Entropium	Rolllid nach innen
Envelope	Virushülle
Enzym -ase	Biokatalysator
Epididymis	Nebenhoden
Epiglottis	Kehldeckel
Epilepsie	generalisierter Krampfanfall
Epiphyse	Zirbeldrüse; Knochenende

Epulis	Zahnfleischgeschwulst
Equiden	Pferdeartige
Erythrozyt	rote Blutzelle
Escherichia coli	spezielle Darmbakteriengattung
Exanthem	oberflächliche Hautentzündung allergisch bedingt
Exsiccose	Austrocknung
Exstirpation	Herausschälung
Exsudat	entzündliche Flüssigkeit
Extensor	Strecker
Exzitation	Übererregung bei Narkose

F

Faradisation	Reizstromtherapie mit Wechsel von Gleich- und Wechselstrom
Fascie	Muskelbinde
Febris	Fieber
Feliden	Katzenartige
Femur	Oberschenkel
Fertilität	Fruchtbarkeit
Fetotom	Fruchtherausschneider (Drahtsäge)
Fetus	Frucht im Spätstadium
Fibrille	Fäserchen
Fibula	Wadenbein
Filaria	Fadenwürmer
Fissur	Haarriss
Fistel	abnorme Gangbildung

Flagellaten	Geißeltierchen
Flatulenz	Darmgasabgang
Flexor	Beuger
Follikel	Bläschen
Fraktura	Knochenbruch
Functio laesa	gestörte Funktion
Fungi	Pilze
Funiculus spermaticus	Samenstrang

G

Galvanisation	Gleichstromtherapie
Ganglion	Nervenzellknoten
Gaster	Magen
Gastrophila	Magendasselfliege
Gingiva	Zahnfleisch

Glans	Eichel des Penis
Glaukom	Grüner Star (erhöhter Augeninnendruck)
Glomerulum	Gefäßknäuel (Niere)
Glossa	Zunge
Glucokorticoide	Stresshormone aus der Nebennierenrinde
Glukagon	Hormon zur Erhöhung des Blutzuckerspiegels (Pancreas)
Gonaden	Keimdrüsen
Granula	Körnchen
Gravidität	Trächtigkeit; Schwangerschaft
Gynäkologie	Wissenschaft der Frau

H

Häma	Blut
Hämorriden	krankhaft veränderte Venen im Afterbereich
Hämostyptika	blutstillende Mittel
Hämaturie	blutiger Urin
Helminthen	Würmer
Hepar	Leber
Hernie	Weichteilbruch
HVL	Hypophysenvorderlappen
Homöopathie	alternative Therapieform (heilt Gleiches mit Gleichem)
Humerus	Oberarm
Hypophyse	Hirnanhangsdrüse
Hyster	Gebärmutter

I

Ikosaeder	Platonischer Körper (20 Dreiecke)
Ikterus	Gelbsucht
Ileum	Hüftdarm
Ileus	Darmverschluss
immun	unempfindlich; gefeit
Impedanz	akustischer Widerstand
Incisivi	Schneidezähne
Infarkt	Degeneration infolge Nichtdurchblutung
inferior	unterhalb
Inflammatio	Entzündung
Influenza	Grippe
Inkubation	Zeitspanne von Infizierung bis zum Ausbruch

der Symptome

Insuffizienz	2 x	Unterfunktion
Insufflation		Einblasen von Gas in Organe
Insulin		Inselhormon der Bauchspeicheldrüse; senkt den Blutzuckerspiegel
Intestinum		Darm
Intima		Innenschicht der Hohlorgane
Iontophorese		physikalische Reizstomtherapie mit Gleichstrom und Medikamentenwirkung(Ionen)
Iris		Regenbogenhaut
Ischämie		Blutleere
Ixodes ricinus		Holzbock (Zecke)

J

Jejunum   Leerdarm

jugular   Drosselgegend am Hals
                            betreffend

K

Kachexie   Abmagerung

Kapillare   Haargefäß

Kard   Herz

Katarakt   grauer Star (Linsentrübung)

Katheter   röhrenförmiges Instrument
                            zur Einführung in
                            Hohlorgane

Kaustik   Wärmeverfahren(bis 800
                            °C) zur Blutstillung
                            oder zum Schneiden

Keraton   Hornhaut des Auges

Kokken	Kugelbakterien
Kokziddien	einzellige Sporentierchen
Kolik	Bauchschmerz
Koma	tiefe Bewusstlosigkeit
Konzeption	Befruchtung
Koprostase	Verstopfung
Kopulation	Deckakt
Kryopen	Kältestift
Kryptorchismus	Hodenabstiegsstörung
Kürettage	Ausschabung

L

Larynx	Kehlkopf
lateral	zur Seite hin
Laxantia	Abführmittel

Lens	Linse im Auge
letal	tödlich
Leukozyt	weiße Blutzelle
Libido	Sexualtrieb
Lidocain	Lokalanästhetikum
Ligatur	Abbindung
Lingua	Zunge
Linognathus	Laus
Lipide	Fette
Lithiasis	Steinerkrankung
Lotion	Schüttelmixtur
Lumbago	Kreuzverschlag
Luxatio	Verrenkung eines Gelenks
Lymphe	trübes Gewebswasser aus dem Interstitium

Lysosom	enzymgefülltes Bläschen der Zelle

M

Mandibula	Unterkiefer
Mandrin	langer Stöpsel einer Kanüle
Maxilla	Oberkiefer
medial	zur Mitte hin
median	mittig
Medulla	Mark
Medulla spinata	Rückenmark
Melatonin	Schlafhormon der Zirbeldrüse
Meningen	Hirnhäute
Metabolismus	Stoffwechsel

Metra	Gebärmutter
Miosis	Pupillenengstellung
Mitochondrium	Zellorganell bohnenförmig zur Energiegewinnung
Mitralis	linke AV-Klappe des Herzens
Molar	Backenzahn
Morbus	Krankheit
mortal	tödlich
Mucosa	Schleimhaut
Musculus	Muskel (Mäuschen)
Mydriasis	Pupillenweitstellung
Myiasis	Fliegenmadenbefall
Mykos	Pilz
Myos	Muskel

Myzel	Pilzgeflecht

N

Nahtdehiszenz	aufgeplatzte Naht(Naht hat nicht gehalten)
Nekrose	Gewebstod
Nematoden	Rundwürmer
Nephros	Niere
Neurit	wegführender (efferenter) Nervenzellfortsatz
Neuroleptika	Beruhigungsmittel
Neuron	Nerv
Nidation	Einnistung des Embryos im Uterus
Noxe	schädigender Einfluss

Nucleokapsid	eingekapseltes Erbmaterial eines Virus
Nucleus	Zellkern
Nystagmus	Augapfelzittern

O

Obstipation	Anschoppung, Verstopfung
Oculus	Auge
Ödem 2 x	abnorme Wasseransammlung
Ösophagus	Speiseröhre; Schlund
Östrus	Brunst
Östrogen	Weiblichkeitshormon (Follikel)
Ophthalmus	Auge

Orbita	Augenhöhle
Orchis	Hoden
O`s	Mund
Os	Knochen
Osteon	Knochen
Otis	Ohr
Otodectes	Ohrmilben
Ovar	Eierstock
Oviden	Schafartigen
Oxytocin	Wehenhormon aus HHL
Oxyuren	Pfriemenschwänze (Rundwürmer)

P

palmar	vordere Fußsohle betreffend
Palpation	Abtastung
Palpebra	Augenlid
Panaritium	eitrige Entzündung des 3. Zehengliedes
Pancreas	Bauchspeicheldrüse
Paralyse	vollständige Lähmung
Parathyreoidea	Nebenschilddrüse
Parese	unvollständige Lähmung
Parotis	Ohrspeicheldrüse
Partus	Geburt
Patella	Kniescheibe
Pathos	Krankheit
Pectus	Brust

Pelvis	Becken
Penicillin	erstes Antibiotikum
Penis	Glied
Peritoneum	Bauchfell
Perkussion	Abklopfung
Phalanx	Zehenglied
Phallus	Glied
Pharynx	Rachen
Phlebos	Vene
Phlegmone	infiltrative eitrige Entzündung in der Unterhaut
Pia	weiche Hirnhaut
plantar	hintere Fußsohle betreffend
Plasma	Blutflüssigkeit mit Fibrin

Plastik	natürliche Wiederherstellung durch eine Operation
Plazenta	Mutterkuchen
Plessimeter	aufgebogenes Metallplättchen zur Verstärkung des Schalls bei der Abklopfung
Pleura	Brustfell
Pneumo	Lunge
Podotrochlose	Hufrollendegeneration
Präputium	Vorhaut am Glied
profund	tief liegend
Progesteron	Schwangerschaftsschutz-hormon (Gelbkörper)
Proglottide	Bandwurmglied
Prostata	Vorsteherdrüse
Protein	Eiweiß

Protozoe	tierischer Einzeller
proximal	zum Körper hin
Pruritus	Juckreiz
Puerperium	Kindeszeit (Zeitraum nach der Geburt)
Pulmo	Lunge
Pupille	Sehloch
Pyos	Eiter

R

Radius	Speichenknochen
Rectum	Mastdarm
Rehe	aseptische Entzündung der Huflederhaut
Ren	Niere

Respiration	Atmung
Retentio secundinarium	Nachgeburtsverhaltung
Reticulum	Netzchen
Retina	Netzhaut
Rhinos	Nase
Ribosom	rundes kleinstes Zellorganell
rostral	zur Nasenspitze gerichtet
Rubor	Rötung

S

Saccharide	Zucker
Salmonella	Stäbchenbakterien
Salpinx	Eileiter
Sarcoptes	Grabmilbengattung

Scapula	Schulterblatt
Scolex	Bandwurmkopf
Scrotum	Hodensack
Sedativa	Beruhigungsmittel
Sepsis	Blutvergiftung (bakteriell)
Septum	Scheidewand
Serosa	einzelliger feuchter Organüberzug
Signalement	individuelle Kennzeichnung
sinister	links
Sinus	Gang, Höhle
Sklera	harte weiße Augenhaut
Solution	Lösung
Somnolenz	Schläfrigkeit
Sonographie	Ultraschalldiagnostik

Specula	Instrument, um in schmale Körperhöhlen (Scheide) Sicht zu bringen
Sphincter	Schließmuskel
Spirochäten	Spiralbakterien
Splen	Milz
Spondylose	Wirbeldegeneration zwischen den Wirbelkörpern
Stenocephallus	Flohgattung
Sternum	Brustbein
Stoma	Mundhöhle
Struma	Schilddrüsenzubildung
Suis	Schweineartige
superficial	oberflächlich
superior	oberhalb

Suppositorium	Zäpfchen
Suspension	Mischung zweier nicht lösbarer Flüssigkeiten
Sympathicus	Aktivator des vegetativen Nervensystems
Symptom	Krankheitszeichen
Synapse	chemischer Schalter zwischen Nervenbahnen
Synovia	Gelenkflüssigkeit
Systole	Austreibung (Kontraktion) der Herzkammern
Szintigraphie	radioaktive bildgebende Diagnostik

T

Taenia saginata	Rinderfinnenbandwurm (Mensch = Endwirt)
Tarsus	Fußwurzel
Tenazität	Überlebensfähigkeit der Erreger in der Umwelt
Tendinitis	Sehnenentzündung
Testes	Hoden
Testosteron	männliches Geschlechtshormon
Thorax	Brustkorb
Thrombus	Blutgerinnsel
Thymus	lymphatisches Organ im Halsbereich
Thyreoidea	Schilddrüse
Tibia	Schienbein
Tinktur	alkoholische Lösung

Tonsillen	Mandeln
Toxin	Gift
Toxoplasmose	Erkrankung durch spezielle Sporentierchen (Zoonose)
Trachea	Luftröhre
Tranquilizer	Beruhigungsmittel (Trancezustand)
Transducer	Schallkopf
Trauma	Verletzung
Trematoden	Saugwürmer
Trepanation	Knochenaufbohrung
Trichinen	spezielle gedrehte Rundwürmer (Schwein-Mensch)
Trichodectes	Haarlingsgattung
Trichomonas	einzellige Geißeltierchen

Trichophythie	Hautpilzerkrankung
Trichuris	Peitschenwurmgattung
Tricuspidalis	dreizipflige rechte AV-Klappe
Trokar	spezielle großlumige Kanüle mit spitzem Stab und Hülse
Truncus	Rumpf
Trypanosomen	einzellige Geißeltierchen
Tubuli	Röhrchen(Zellorganelle)
Tubus	Röhre
Tuba	Leiter (Ei)
Tumor	Schwellung; Geschwulst
Tympanie	Aufgasung im Verdauungstrakt

U

Ulcus	Geschwür
Ulna	Elle
Urämie	Blutvergiftung durch Harnstoff
Ureter	Harnleiter
Urethra	Harnröhre
Urtikaria	Nesselsucht (allergische Reaktion)
Uterus	Gebärmutter

V

Vagina	Scheide
Vagus	Hauptnerv des Bremsers des vegetativen Nervensystems

Valvula	Herzklappe
Varizen	Krampfadern
Vas	Gefäß (Blut)
Vena cava	große Hohlvene
Vene	Blutgefäß (Blut fließt zum Herzen)
Venter	Bauch
Ventrikel	Herzkammer, Hirnkammer
Ventriculum	Magen
Vermes	Würmer
Vertebra	Wirbel
Vesica	Blase
Vestibulum	Vorhof
Virulenz	Giftigkeit des Erregers
Volvolus	Darmverschlingung

Vomitus	Erbrechen
Vulva	Scham

Z

Zervix	Hals (Gebärmutter)
Zestoden	Bandwürmer
Zirrhose	Degeneration der Leber mit Bindegewebsersatz
Zoonose	Krankheit, welche wechselseitig zwischen Wirbeltier und Mensch übertragbar ist.
Zyten	Zellen

DANKSAGUNG

Besonders hervorheben möchte ich meine Tochter Carolin. Sie hat eine computergerechte Aufarbeitung des Inhaltes durchgeführt.

Weiterhin möchte ich meiner Frau und Frau Hennig vom Bauernhof für die Hilfe bei der Bildergestaltung danken.

Außerdem hat mir Frau Neumann spontan geholfen. Sie hat mir ihre Eselin auf der Brücke in Position für das Titelbild gebracht.

Herstellung und Verlag:
BoD-Books on Demand, Norderstedt
ISBN: 978-3-7357-3824-0